Melanie Fischer

und Gastautoren

Wir haben Multiple Sklerose – na und?

Ein „MS-Mutmach-Buch“ für Erkrankte und Angehörige.

FSC
www.fsc.org
MIX
Papier aus verantwortungsvollen Quellen
Paper from responsible sources
FSC® C105338

ISBN: 9783732248971
Herstellung und Verlag: BoD GmbH, Norderstedt
Autor: Melanie Fischer
Cover: Daniel Weinand

Haftungsausschluss:
Alle Erzählungen in diesem Buch beruhen auf Tatsachen. Obwohl die Fakten sorgfältig recherchiert wurden, kann weder Verlag, noch Autorin Haftung für sämtliche Aussagen in diesem Buch übernehmen.
Die Erfahrungen zu Therapien (auch alternativen) und medizinischer Versorgung sind die, welche die Autoren gemacht haben und sollen weder zur Nachahmung animieren, noch eine Generalisierung darstellen. **Dieses Buch ist kein medizinischer Ratgeber!**
Manche Namen und Details wurden zum Schutz der Personenrechte verändert.

Krankheiten befallen uns
nicht aus heiterem Himmel,
sondern entwickeln sich aus
täglichen Sünden wider die
Natur. Wenn sich diese gehäuft
haben, brechen sie
unversehens hervor.

-Hippokrates-

Inhalt:

Erste Symptome – Bin ich wirklich ein Hypochonder? 7

Endlich eine Diagnose 15

Multiple Sklerose – Und jetzt? 22

Freundschaftliche Annäherung mit der MS 28

Was ist Multiple Sklerose? 34

MS = Moderner Simulant? 49

Die MS und das Umfeld 55

MS und Arbeit 63

Tabuthemen!? 66

Alles Einstellungssache? 70

Meine persönlichen MS-Therapien 82

MS in der Zukunft 98

Die tausend Gesichter der MS 102

Die *tausend* Geschichten der MS 107

Nachwort 177

Zum Schluss noch was zum Schmunzeln ;-) 180

Erste Symptome – bin ich wirklich ein Hypochonder?

„Ich hab seit gestern 'nen tauben Po und taube Beine“, schrieb ich einer Freundin im Chat eines sozialen Netzwerks. „Wenn es nicht besser wird, muss ich nächste Woche zum Arzt.“
„Ja, besser du gehst“, antwortete sie. „Wird schon nichts Schlimmes sein.“
Davon ging ich ebenfalls aus.
Am Montag darauf suchte ich tatsächlich einen Allgemeinmediziner auf, obwohl ich bis dato eine Ärztephobie hatte. Nachdem ich ihm meine Symptome schilderte und er sämtliche meiner Körperstellen abklopfte, meine Gliedmaßen jedoch alle Reflexe zeigten, guckte er mich ratlos an. "Haben Sie in letzter Zeit viel Stress?"
"Ja, schon. Aber daher kommt das nicht. Ich hab mir bestimmt einen Nerv eingeklemmt", nahm ich die Diagnose vorweg.
"Soso, meinen Sie? Na, dann schreib ich ihnen mal *Diclac* auf. Sofern es sich um einen eingeklemmten Nerv handelt, müssten Sie in drei Tagen eine Besserung merken." *Lassen wir die Hypochonderin* (= Mensch mit ausgeprägter Angst vor Krankheiten) *in dem Glauben,* wird er sich wohl gedacht haben.
Nach drei Tagen war es eher schlimmer. Zwischenzeitlich war ich bis zum Rücken hin taub und wurde mit Hobbydiagnosen überschüttet: Wirbelsäule, Psyche, Bandscheibe, Stress, Migräneaura... Ich wechselte den Hausarzt. Eine krampflösende Spritze sollte laut ihm Abhilfe schaffen. Leider war dem nicht so.
"Bade ganz heiss, dann wird es besser", meinte mein Bruder. Gesagt, getan - danach ging's mir schlechter. "Geh zum Massieren", war ein weiterer Tipp. Verbesserung? Fehlanzeige! Jedoch war der Physiotherapeut der Erste, der sich meine Beschwerden genau anhörte und analysierte, statt mich sofort in eine Schublade zu stecken. Ein Rückenproblem schloss er aus. Stattdessen hielt er eine Störung des Nervensystems für wahrscheinlicher und riet mir deshalb von

weiteren Massagen erstmal ab. „Schlimmstenfalls ist es Multiple Sklerose und während eines akuten Schubs wären Massagen nicht gut“, sagte er.
Die Beschwerden nahmen stetig zu. Nach sechs Tagen sah die Bestandsaufnahme meiner Symptome folgendermaßen aus: kribbelnde Füße, taube Beine, tauber Hintern, tauber Bauch, taube Brust, tauber Rücken, tauber Nacken, kribbelnde Hände. Lediglich Arme, Kopf, Gesicht und Hüften waren noch sensibel. Dazu kam das furchtbar unangenehme Gefühl, einen schweren, viel zu engen und breiten Gürtel um die Taille geschnürt zu haben. Ich drangsalierte meinen Hausarzt fast täglich, doch der schien in mir auch nur eine hysterische Hypochonderin zu sehen. "Du denkst bestimmt an MS", sagte er eines Tages. "Aber das ist das Letzte woran Du denken darfst, MS ist so selten. Ich bleib dabei, meiner Meinung nach sind Deine Symptome psychosomatischer Natur, maximal was mit dem Rücken, schlechte Haltung aufgrund Deines Büro-Jobs. Geh zum Orthopäden oder zum Psychologen."
MS? Daran dachte ich gar nicht. Vielmehr hatte ich die Horrorvision eines Riesentumors, der mir sämtliche Nerven abdrückte. Aber da nun der Hausarzt und der Physiotherapeut diese Krankheit in den Mund nahmen, begann ich, mich darüber zu informieren. So ignorierte ich die Überweisung zum Orthopäden und machte stattdessen auf eigene Faust einen Termin beim Neurologen aus, der natürlich dauerte. Ungeduldig rief ich in der Neurologie des städtischen Klinikums an, schilderte meine akuten Beschwerden und fragte nach, ob es dort nicht schneller gehen würde. Das war zwei Wochen nach Beginn der Beschwerden. Einige Minuten später rief mich die Sekretärin zurück. Diese starken Symptome innerhalb so kurzer Zeit hören sich laut der diensthabenden Ärztin gar nicht gut an, meinte sie. Ich solle doch bitte auf die Ambulanz kommen und wenigstens einige Untersuchungen sofort machen lassen. Dann könne ich immer noch entscheiden, ob ich stationär bleiben möchte.
Natürlich blieb ich nicht! Noch ausgeprägter als meine Ärztephobie, war meine Krankenhausphobie. Nachdem mittels CT, EKG und anderer Untersuchungen Herzinfarkt, Schlaganfall und Hirntumor

ausgeschlossen werden konnten und der diensthabende Neurologe nach Anhörung meiner privaten Situation ebenfalls psychosomatische Ursachen für wahrscheinlich hielt, ging ich auf eigene Verantwortung nach Hause und wollte den Rest ambulant abklären lassen.
Sicherlich kam zu der Zeit viel zusammen: der Tod meiner Mutter, Behördengänge wegen der Erbschaft, viele Briefe und Telefonate wegen Kündigungen und Umschreibungen. Dann der Umbau bzw. die Renovierung, die vermehrte Arbeit... Und nicht zuletzt Beziehungsstress... Mein Umfeld glaubte nun auch, dass meine Beschwerden von der Psyche hervorgerufen wurden und es immer schlimmer wurde, je mehr ich mich hineinsteigerte. „Die Ärzte hätten schon weitere Untersuchungen eingeleitet, wenn sie etwas Schlimmes vermuten würden. Vertrau ihnen und komm mal zur Ruhe.“ Sätze dieser Art hörte ich oft in diesen Wochen. Und obwohl ich spürte, dass hinter meinen Symptomen was anderes, als die Psyche steckte, beschloss ich den Ärzten und meinem Umfeld Glauben zu schenken. *Jetzt sei mal nicht so ein Waschlappen*, sagte ich mir immer wieder. *Das ist alles nur psychisch. Du brauchst Urlaub!* Also buchte ich für meine Tochter und mich ab dem 20.08.12 eine Woche Urlaub in unserem italienischen Stammhotel. Dass ich ihn nicht antreten konnte, wusste ich damals natürlich nicht. Ich ließ mich nicht mehr krank schreiben, ging auch mal wieder aus und versuchte einfach mein Leben so normal wie möglich zu leben. Angesichts meiner Beschwerden war das gar nicht einfach. Selbst so alltägliche Dinge wie Haare kämmen, duschen und schminken waren ohne Hilfe nicht mehr möglich. Gläser ließ ich nicht selten fallen, weil ich sie in meinen Händen nicht mehr spürte. Putzen ging auch nicht, weil ich meine Bewegungsabläufe nicht mehr koordinieren konnte. Meine Arbeit im Büro konnte ich nur mühsam verrichten: ich telefonierte über Freisprecheinrichtung, anderenfalls fiel mir der Hörer aus der Hand. Und das Tippen am PC ging nur im Zeitlupentempo, weil ich die Tasten nicht mehr anzielen konnte.
Der Hausarzt verschrieb mir zwischenzeitlich *Lyrica*, die meine Gefühlsstörungen beheben sollten. Nachdem er mir meine Taubheits-

gefühle und meinen Händeausfall nur halbherzig glaubte, führte ich ihm meine spastischen, bewegungsunfähigen und gefühllosen Hände vor, die es nicht schafften, einen Block auf seinem Schreibtisch zu nehmen. Und tatsächlich schien er mir daraufhin endlich zu glauben. Doch auch nach zwei Wochen Einnahme dieses Medikaments verspürte ich keinerlei Besserung.
Es folgte ein Termin beim Neurologen: EEG und Nervenmessung waren ebenfalls ohne Befund. „Ich überweise Sie zur MRT (= Magnetresonanztomographie), sofern keine Entzündung des zentralen Nervensystems vorliegt, sind die Beschwerden wohl psychosomatisch", sagte er.
Psychosomatisch? Ach was?!
In meiner Verzweiflung ließ ich mich hypnotisieren, um meinen *angeblich psychischen Kummer, der sich auf den Körper schlug,* zu überwinden. Zudem heulte ich Rotz und Wasser wegen der Tatsache, in diesen Kernspin zu müssen: *Was werden die da wohl alles sehen?* Aber ich wusste, dass das sein musste, um endlich Sicherheit zu bekommen. So vereinbarte ich also einen Termin beim Radiologen, der allerdings noch Wochen andauern sollte. Einerseits versuchte ich die Sache locker zu sehen. Immerhin sagte mir jeder Arzt und mein komplettes Umfeld, dass die Beschwerden höchstwahrscheinlich von der Psyche kämen. Andererseits saß da dieser kleine Dämon auf meiner Schulter, der mich hämisch auslachte, wenn mir meine Ungeschicklichkeit, aufgrund der Gefühlsstörungen, mal wieder Tränen der Verzweiflung in die Augen trieb.

***

Ich erwachte morgens gegen sechs mit unerträglichen Schmerzen, die sich von der linken Gesichtshälfte über den Nacken zogen. *Oh nein, was ist das denn schon wieder*, dachte ich, unfähig meinem Schmerz in Form von Tränen oder Schreien freien Lauf zu lassen. *Was passiert denn da mit mir? Was zur Hölle ist nur los mit mir?* Dieses Hämmern und Ziehen ließ mich erstarren. Irgendwann quälte ich mich hoch und nahm zwei *Diclac*, jene Pillen, die mir der erste

Hausarzt verschrieb. Tatsächlich wurde es nach etwa dreißig Minuten besser.
Nachdem ich meine Tochter in die Schule gefahren hatte, führte mein nächster Weg zum Hausarzt... mal wieder. „Ich hab die Schnauze voll“, fuhr ich ihn unter Tränen an. „Ich bestehe auf einen Borreliose und Vitamin B12 Bluttest! Der Termin zur MRT dauert noch so lange und wir haben noch nicht einmal Krankheiten ausgeschlossen, die auch meine Symptome hervorrufen können. Jetzt bekomm' ich auch noch so starke Schmerzen, die mich sogar aus dem Schlaf reissen.“
Mein Hausarzt, grinste mich zynisch an: „Nun mal ruhig, was hattest Du denn für Schmerzen?“
„Von hier, bis da“, antwortete ich, auf die linke Wange, über's Ohr, zum Nacken zeigend.
„Du hast Dich einfach nur im Schlaf verlegt, sowas passiert halt mal. Aber gut, dann machen wir halt diese Tests. Den für Vitamin B12 musst Du aber selbst bezahlen.“
„Mir egal, ich zahle von mir aus auch beide selbst, Hauptsache ich weiss endlich, was mit mir los ist, oder was eben nicht!“
Tags darauf rief ich vom Büro aus in der Praxis an: „Hallo, hier ist Fischer, ich würde gerne die Ergebnisse meines Bluttests erfahren.“
„Guten Morgen, Frau Fischer“, hörte ich eine freundliche Stimme am anderen Ende der Leitung. „Der Borreliose Test war negativ, wegen dem Vitamin B12 müssten Sie morgen nochmal anrufen.“
Das tat ich, doch auch der war negativ. Die Normalwerte liegen zwischen 211 und 911 ng/l, ich hatte irgendwas um die 600. Eigentlich kein Wunder... abgesehen von *Kelitican Forte*, *Lyrica* und diversen Nahrungsergänzungen, nahm ich auch *Vitamin B-Komplex* ein.
Okay, nun wusste ich zumindest schon einmal, was ich *nicht* hatte. So befragte ich weiterhin eifrig Dr. Google nach meinen Symptomen, die realen Ärzte konnten mir ja scheinbar nicht helfen. Borreliose: ausgeschlossen! Vitamin B12 Mangel: ausgeschlossen! Herzinfarkt: ausgeschlossen und dauert auch keine Wochen! Schlaganfall: ausgeschlossen! Hirntumor: ausgeschlossen! Multiple Sklerose: laut Hausarzt zu selten, also auch fast ausgeschlossen.

Gefäßverengungen: *nicht* ausgeschlossen, aber nicht typisch für meine Symptome! Tumor an der Wirbelsäule: *nicht* ausgeschlossen! Lungenkrebs oder andere Tumore, die Polyneuropathien (= Oberbegriff für bestimmte Erkrankungen des peripheren Nervensystems, die mehrere Nerven betreffen) auslösen: ebenfalls *nicht* ausgeschlossen!

Oh Gott, bitte kein Krebs! Wieder schossen mir Tränen in die Augen. Ich habe meinen Vater an den Krebs verloren und daher hautnah den Horror rund um diese Krankheit miterlebt. *Bitte, lass es keinen Tumor sein*, schickte ich ein Stoßgebet gen Himmel. Doch sagte der Neurologe nicht auch etwas von einer *Entzündung des zentralen Nervensystems*? Neugierig googelte ich diesen Begriff und landete bei... ***Multiple Sklerose***!

Aha, der Neurologe hatte also den Verdacht auf Multiple Sklerose, genau wie der Physiotherapeut. Und auch der Hausarzt hatte es doch mal erwähnt. Doch drückte es der Neurologe in Worten aus, unter denen ich, als Laie, eine ganz harmlose Entzündung verstand.

Nun war ich neugierig geworden und wollte ALLES über die Krankheit wissen. Könnte ich tatsächlich doch MS haben? Interessiert las ich jeden Artikel auf den ersten Seiten und musste feststellen, dass beinahe jedes Symptom auf mich zutraf. Sogar diese fiesen Schmerzen im Gesicht, genannt *Trigeminusneuralgie,* die mich kurz vorher einmal aus dem Schlaf rissen, passten zu diesem Krankheitsbild.

Am Morgen danach sprach ich mit meiner Schwester: „Ich glaub' ich hab Multiple Sklerose“, sagte ich ihr ganz cool.

„Quatsch! Wie kommst Du darauf?“

Ich erzählte ihr von der Verdachtsdiagnose des Neurologen, was die in Wirklichkeit bedeutet und den Symptomen, die sich meinen zum Teil exakt glichen.

„Meinst Du echt? Oh Gott, das wäre ja Mist“, sagte sie entsetzt.

„Lieber MS als Krebs“, entgegnete ich.

Skeptisch schwankte sie mit dem Kopf von einer Schulter zur anderen: „Ja, vielleicht“.

Auch anderen Verwandten, Freunden und Kollegen erzählte ich von meinem Verdacht. Alle waren schockiert, wollten mir einreden, dass es sicher etwas harmloseres wäre. Aber zwischenzeitlich spürte ich ganz deutlich, dass es nichts harmloses sein konnte.
Diese von mir gestellte Verdachtsdiagnose gab mir ein kleines bisschen mehr innerliche Ruhe. Trotzdem war da noch die Angst vorm Riesentumor, der mir mit dem Wachsen jedes einzelnen Zentimeters mehr Sensibilitäten raubte. Immerhin wurden die Symptome nicht besser, sondern stetig schlimmer: Meine Hände hatten den Höhepunkt an „Unbrauchbarkeit“ erreicht: selbst Autofahren war nicht mehr möglich, weil ich das Lenkrad und den Schalthebel nicht mehr fühlte. Zwischenzeitlich waren auch Hüften, Hals, Arme und Gesicht taub, auf meinen Augen lag ein seltsamer Druck und auch diese enormen Gesichtsschmerzen traten wiederholt auf.

***

Eines Abends sah ich plötzlich das TV-Bild doppelt. Da ich schon müde war und ohnehin nicht vor hatte, meine Augen weiterhin offen zu halten, tat ich es als Nebenwirkung der *Lyrica* ab und schlief ein.
Der Morgen danach war Horror: ich hatte wieder einmal extreme Schmerzen im Gesicht, sah alles doppelt, konnte mich ohne anhalten nicht mehr auf den Beinen halten, geschweige denn laufen, übergab mich mehrmals und hatte starken Drehschwindel. Zudem fühlte sich mein linker Mundwinkel komisch an. Dass ich obendrein auch noch schielte, bemerkte anfangs weder ich, noch meine Tochter. Die dreimal, an denen ich an diesem Tag aufstand, um auf die Toilette zu gehen, hielt ich ein Auge zu, weil ich nur so die wackeligen Doppelbilder vermeiden konnte. Ein Gang ins Bad war unmachbar und auf dem WC hatte ich -wegen der Renovierung- noch keinen Spiegel. Und wenn ich lag hatte ich die Augen sowieso geschlossen. So blieb uns dieses weitere Symptom zuerst verborgen. Da meine Tochter aber merkte, dass es mir schlecht ging, verständigte sie meine Schwägerin, die dann plötzlich vor meiner Tür stand. Ganz

tapfer setzte ich mich auf und zwang mich, die Augen offen zu halten, um *normal* zu wirken. "Mein Gott, wie siehst Du aus?", schrie sie hysterisch.
"Was denn? Wie denn?", gab ich scheinbar locker zurück.
"Du bist käseweiss und schielst!"
"Ja klar, ich schiele, Du spinnst doch."
"Ich spinne? Schau Dich mal an! Los, wir fahren ins Krankenhaus."
"Nein, ich bin okay", brüllte ich zurück. Nun wurde auch ich hysterisch. "Das sind nur die Nebenwirkungen der *Lyrica*, die hab ich vorgestern eigenmächtig von 175 mg auf 250 mg erhöht."
Nach einigen Diskussionen einigten wir uns darauf, den Krankenwagen zu rufen. Glücklicherweise glaubten die Sanitäter meiner Selbstdiagnose (Nebenwirkungen der Medikamente), so dass ich mich vor dem Krankenhaus erstmal drücken konnte, unter der Voraussetzung, sofort wieder anzurufen, wenn es plötzlich schlimmer werden würde.
Leider wurde es schlimmer... zwischenzeitlich hatte ich zwei Tage nichts gegessen, der Mund schien immer schiefer zu werden und auch die anderen Symptome verbesserten sich nicht. Nun glaubte auch ich nicht mehr an die Theorie der Nebenwirkungen. Außerdem ging es mir so dermaßen schlecht, dass ich dachte, der nächste Schritt könne nur der Tod sein. So liess ich mich schweren Herzens ins Krankenhaus bringen.

Endlich eine Diagnose

Auf der Ambulanz wurden wieder einmal die üblichen Untersuchungen wie CT, EKG, Blutabnahme usw. gemacht, ehe ich auf Stroke Unit verlegt wurde.
Ich erzählte der Ärztin von den Diagnosen, die Dr. Google auf einen Teil meiner Symptome gab. Multiple Sklerose lag da ganz vorne und mittlerweile freundete ich mich fast mit dem Gedanken an. Im Gegensatz zu Tumoren und Gefäßverengungen schien mir MS das kleinere Übel zu sein.
"Glauben Sie nicht alles, was im Internet steht. Demnach müsste über die Hälfte unserer Patienten sterbenskrank sein." Klar, dass Ärzte Selbstdiagnosen über's Internet nicht gerne mögen wusste ich. Vielmehr hoffte ich, dass mir die junge Assistenzärztin eine harmloserer Alternative geben würde. Ich ließ nicht locker: „Ein Schlaganfall vielleicht?“, fragte ich.
„Nein, das glaube ich nicht, dafür sind Sie viel zu jung.“
Nun mischte sich meine Schwägerin ein: „Wie *zu jung*? Mein Bruder hatte mit 33 einen Herzinfarkt!“
„Echt?“, fragte die Ärztin.
„Ja, sehr echt!“, entgegnete meine Schwägerin schnippisch.
"Was meinen Sie denn, was es sein könnte?", fragte ich.
"Wir müssen nun erstmal die Blutergebnisse abwarten und eine Lumbalpunktion durchführen."
Plötzlich standen ganz viele Ärzte um mich herum, die mein schielendes Auge sehen wollten und mich baten, meinen Mund zu verschiedenen Grimassen zu ziehen. Ich weinte... „Warum weinen Sie denn?“, fragte mich eine Ärztin mit osteuropäischem Akzent.
„Ich wollte nicht auf die Intensivstation“, schluchzte ich. Und dass so viele Ärzte um mich herumstehen bedeutet auch nichts Gutes“.
„Ach“, beruhigte sie mich. „Das ist doch keine wirkliche Intensivstation, Sie werden hier einfach rund um die Uhr überwacht. Und dass viele Ärzte da sind bedeutet doch nur, dass wir Ihnen helfen wollen. Morgen machen wir eine MRT, um die Gefäße in Ihrem

Kopf anzusehen und vielleicht können Sie dann schon nach Hause, oder zumindest auf eine *normale* Station."
„Aber es wurde doch schon ein CT gemacht", erwiderte ich.
„Ja, aber ganz kleine Gefäße kann man im CT nicht erkennen. Wir müssen aber auch die sehen, um eine Diagnose zu stellen. Es ist alles okay, Frau Fischer, Sie sind hier in guten Händen".
Meine Tränen trockneten langsam. Die Ärztin hatte eine wirklich beruhigende Wirkung auf mich.

Tatsächlich war es auf Stroke Unit halb so schlimm, wie anfangs befürchtet. Um mich herum lagen mehr oder weniger fitte Patienten, allesamt hatten einen Schlaganfall oder Verdacht darauf.
Die Schwestern und Pfleger waren supernett. "Sind meine Überwachungswerte in Ordnung?", fragte ich jede(n) Einzelne(n), den/die ich vorher noch nicht fragte. "Alles bestens", bekam ich jedesmal zur Antwort. Hier zu sterben schien mir ziemlich unwahrscheinlich. Ja, ich hatte wirklich zum ersten mal in meinem Leben Todesangst. Immerhin wusste ich ja noch nicht, was denn nun mit mir los war. Doch ein Schlaganfall? MS? Tumor? Eine Nervenkrankheit, deren Existenz nun durch mich aufgedeckt wird? Werd' ich dann am Nobelpreis der Medizin beteiligt? Fragen über Fragen...
Mittlerweile hatte ich die gefürchtete Lumbalpunktion hinter mich gebracht. Mir war schon vor dem Krankenhaus-Aufenthalt klar, dass ich da nicht drum rum kommen werde. *So schlimm war die nun auch wieder nicht*, sagte ich mir hinterher. Und selbst Stunden später hatte ich keine Kopfschmerzen. Super, ich freute mich. Kopfschmerz war so ziemlich das einzige „Wehwehchen", das ich zu der Zeit nicht empfand. Und ich hatte auch nicht vor es mitzunehmen.
Die Nacht war okay, auch wenn mich das Blutdruckmessgerät alle dreißig Minuten aus dem Schlaf riss. Nur meine Tochter fehlte mir unendlich. In den letzten Jahren waren wir zwar wenige Nächte voneinander getrennt, allerdings waren die Umstände um einiges erfreulicher. Meine Sorge galt in erster Linie nicht mir selbst, sondern ihr.
Aufgrund der ersten Liquor-Ergebnisse bekam ich intravenös ein

Antibiotika verabreicht. Warum genau verstand ich nicht. Irgendwie verstand ich gar nichts! Ich wollte einfach nur wissen, was ich habe.

Um halb sieben morgens kamen die Pfleger und Schwestern zum Betten machen. *Bitte nicht! Ich kann nicht aufstehen, ich brauch kein gemachtes Bett, ich brauch endlich eine Diagnose,* sagte ich in Gedanken. Der Pfleger schien es mir an den Augen abzulesen.
"Na, Frau Fischer, wollen wir das Aufstehen gemeinsam versuchen?"
Okay, Verweigerung wäre sicher zwecklos gewesen, also setzte ich mich langsam auf und der Pfleger führte mich zum Stuhl.
Oh nein! Ich wollte die Kopfschmerzen doch nicht haben! Wieder schien er mir meine Gedanken von den Augen ablesen zu können:
"Haben Sie Schmerzen?"
"Nein, eigentlich spür' ich gar nix am ganzen Körper. Ach, doch, Kopfschmerzen hab ich jetzt, der Kopf ist scheinbar noch nicht taub genug." Der Pfleger lächelte: "Na klar, Sie hatten gestern eine Lumbalpunktion, da sind Kopfschmerzen nicht außergewöhnlich."
"Jetzt noch? Ich dachte, dass man die, wenn überhaupt, nur in den Stunden danach hat?"
"Falsch, die können sogar Tage danach noch auftreten."
Na super!
"Trinken Sie viel Kaffee und schwarzen Tee, außerdem auch viel Wasser. Dann dürfte sich das bald legen", meinte er. *Kann ich den Kaffee vielleicht intravenös haben*, hätte ich fast gefragt. Da ich die Antwort schon kannte, fragte ich lieber, ob ich etwas gegen Übelkeit haben kann, damit ich den Kaffee überhaupt runter bekomme.
"Erstmal versuchen wir es mit Tropfen, nach der Visite kann Ihnen die Ärztin auch etwas stärkeres verordnen."

***

"Was haben Sie genau für Beschwerden und wie lange schon?", fragte mich die Oberärztin.
"Seit vier Wochen ist mein Körper taub, anfangs nur Beine und Po, dann innerhalb weniger Tage zog es sich bis in den Nacken.

Außerdem ein Korsettgefühl, einen totalen Händeausfall und manchmal Gesichtsschmerzen. Und seit Mittwoch seh' ich alles doppelt, schiele, hab 'nen schiefen Mund, kann kaum mehr laufen und Übelkeit und Schwindel ohne Ende", erklärte ich.
"Und warum stellen Sie sich erst jetzt damit bei uns vor?" Ich spürte Tränen der Angst und Wut in mir aufsteigen: "Weil mir *Gott und die Welt* einreden wollte, dass alles psychosomatisch sei, ich den Tod meiner Mutter nicht verkraftet hätte." Energisch riss ich meine Augenklappe zur Seite, zeigte der Ärztin meine Augen und sagte: "Aber DAS ist nicht psychosomatisch!"
"Sie haben Recht, das hat nichts mit der Psyche zu tun." Sie erzählte noch etwas von ausstehenden Ergebnissen und MRT, aber ich war mehr in mein Tränenmeer, als in ihre Worte versunken. Dann schaute sie sich nochmal meine Augen an. Mit einem alleine konnte ich wunderbar fixieren und sehen, dabei spielte es keine Rolle, ob es das rechte oder das linke war. Nur beide zusammen koordinierten nicht mehr. Eine Schwester tätschelte mir noch tröstend das Bein, dann ging die Truppe schon zum nächsten Bett.
"Kann ich was starkes gegen Übelkeit haben?", schluchzte ich hinterher.
"Natürlich", antwortete die Ärztin.
Kurz darauf hing ich schon an der Flasche und einige Zeit später schaffte ich es tatsächlich, meine drei Tassen -mittlerweile kalten- Kaffee auf ex wegzukippen... ganz ohne Würgereiz.

Am Nachmittag wurde ich zum MRT geschoben. Zwei Damen empfingen mich und halfen mir zuerst mal, mein *Morellato-Bead-Armband* abzunehmen. Mit meinen „einbetonierten“ Fingern waren solche Handgriffe zwischenzeitlich unmachbar für mich. Sie bewunderten die einzelnen Anhänger, unterhielten sich darüber, wie teuer sie sind und welch finanzieller Verlust es wäre, ein so volles Armband wie meins zu verlieren. "Wissen Sie, wieviele Anhänger Sie drauf haben?", fragte mich eine.
"Nicht wirklich."
"Sehr gut, dann merken Sie ja hinterher nicht, wenn eins fehlt",

scherzte sie. Ich lächelte, liess es aber schnell wieder bleiben, als ich merkte, dass sich der linke Mundwinkel noch immer keinen Millimeter bewegte. Von da an nannte ich mich "*Schiefmaulstute*". Aber was ist eigentlich eine Schiefmaulstute? Löste die mysteriöse Krankheit in mir auch komische Wortfindungen aus? "Die Schildkröte da ist aber nicht echt silber", sagte plötzlich die Andere, auf mein leicht verfärbtes Lieblings-Bead deutend.
"Nein, aber die hab ich von meiner Mama bekommen, drum bleibt die bis zum bitteren Ende dran", antwortete ich.
"Die Mama wollte bestimmt, dass sich dieses Bead besonders hervorhebt."
Wieder versuchte ich zu lächeln: "Meine Mama ist vor fünf Monaten gestorben, das Bead war eins ihrer letzten Geschenke an mich. Drum halte ich es in Ehren." Beide beteuerten, wie leid ihnen das tun würde und eine fragte mich, wie alt sie denn war und was sie hatte.
"63, vermutlich Herzinfarkt im Schlaf."
"63? Das ist doch kein Alter!"
"Nein, wirklich nicht. Mein Papa starb fünf Jahre vorher und wurde auch nur 64."
"Ach Gott, das tut mir leid. Da mussten Sie auch schon viel durchmachen. Mein Papa starb auch so früh, aber das ist schon länger her."
Nun wurde ich endlich zum Kernspin gebracht und gefragt, ob ich etwas zur Beruhigung möchte. Das lehnte ich ab. Ich hatte keine Angst vor der Enge, sondern vielmehr vor den Ergebnissen. Die nette Dame drückte mir noch einen Notfall-Ball in die Hand, streichelte mir die selbige und sagte, dass sicher alles gut werden wird.
„Ich spür' nichts in den Händen, sollte ich aus Versehen den Ball drücken, dann entschuldige ich mich jetzt schon einmal".
„Kein Problem", erwiderte sie lächelnd. Und tatsächlich löste ich den Notfall-Ball versehentlich aus, woraufhin sie sofort angerannt kam, um mich zu fragen, ob alles in Ordnung sei.
Zwar hatte ich in der Röhre keine Platzangst, jedoch lösten die merkwürdigen Geräusche eine kleine Panik in mir aus. *Wenn es nicht gleich vorbei ist, drücke ich den Ball.* Doch wo war der Ball? Hielt

ich ihn überhaupt noch in den Händen, oder war er schon herunter gefallen? Ich spürte absolut nichts zwischen meinen Fingern.
Nach der Untersuchung bekam ich mein Armband wieder dran *-es fehlte übrigens keins der Beads-* und wurde mit dem Rolli zur Nervenleitmessung gefahren. Hui, dagegen war die ambulante beim Neurologen wirklich eine Wellness-Anwendung. Doch meine einzige Sorge bestand darin, dass die drei Damen irgendwelche Nadeln aus Versehen stecken lassen, darum fragte ich mehrmals nach, ob sie denn wirklich keine vergessen hatten.
Anschließend wurde ich zurück auf Station gebracht, wo die Ärztin schon auf mich wartete: "Frau Fischer, da sind Sie ja, ich hab mit dem Radiologen schon ihre MRT Bilder besprochen!"
Radiologe? Besprechen die etwa schon meine Bestrahlung? Noch immer war meine größte Angst der Riesentumor... bis mir einfiel, dass der Radiologe auch die MRT macht. Ich bin, bzw. war wirklich ein Katastrophenmensch!
Zur selben Zeit kamen mein Bruder, meine Schwester und meine Tochter zu Besuch und erwarteten nun ebenfalls gespannt, was die Ärztin zu berichten hatte. "Frau Fischer, Sie haben mehrere Entzündungsherde im Kopf und im Halswirbel. Auch ältere, vernarbte Herde wurden gefunden...".
"Also doch MS?", unterbrach ich sie schon beinahe hoffnungsvoll.
Zögernd wippte sie mit dem Kopf: "Wahrscheinlich ja. Zur endgültigen Diagnose fehlen noch die Ergebnisse über die Oligoklonalen Banden im Liquor, aber bisher sieht es so aus."
Tatsächlich MS, das gibt es doch nicht, sagte ich mir gedanklich immer wieder, während die Ärztin erklärte, dass MS heutzutage nicht mehr zwanghaft ein Leben im Rollstuhl bedeute, es nicht vererblich ist (meine Familie atmete auf), es auch nicht ansteckend ist (und wieder atmeten sie auf), man damit gut leben kann usw. Sie drückte mir noch einen Stapel Infobroschüren in die Hand und legte mir nahe, dass ich mich für eine Basistherapie entscheiden solle, die allesamt unter die Haut, bzw. in den Muskel gespritzt werden. „Muss ich sowas denn nehmen? Ich hab Angst vor Spritzen“, fragte ich.
„Die Entscheidung liegt natürlich ganz allein bei Ihnen. Allerdings

würde ich es Ihnen dringend raten. Anhand Ihrer Beschwerden und den aktiven Läsionen in Ihrem Zentralen Nervensystem müssen wir davon ausgehen, dass Sie in den letzten vier Wochen mindestens zwei bis drei Schübe hatten. Das heisst Ihr Verlauf ist derzeit hochaktiv und eine Basistherapie wird ihn vermutlich bremsen."
MS MS MS... nur diese beiden Buchstaben schwirrten in meinem Kopf herum und ich gierte nach den Informationen, die ich bisher ausblendete, um mich nicht verrückt zu machen. Was meinte sie mit *nicht zwangsläufig im Rollstuhl*? Wie die meisten *Nicht-Betroffenen* war ich ebenfalls völlig falsch informiert. Multiple Sklerose war für mich eine Krankheit, bei der man ab und zu mal ein paar Beschwerden in Form von Schüben hat, die man aber mit Medikamenten heutzutage gut behandeln kann. Dass man damit noch immer im Rollstuhl enden kann, war mir neu. Trotzdem war ich relativ ruhig und gefasst... der Aufruhr in meinem Körper hatte endlich einen Namen!

Eine Stunde später kam meine Freundin. Eigentlich wollte ich keinen Besuch empfangen. Zu groß war meine Scham wegen des Schielens, den hängenden Mundwinkel und den weiteren Behinderungen. Doch wurde sie von meiner Schwester informiert, die meinte, mir damit einen Gefallen zu tun. Ich robbte gerade von der Toilette zurück ins Bett, als sie von der Tür herein kam: „Ich hab' Multiple Sklerose", sagte ich ihr knapp.
Mit betroffenem Blick setzte sie sich. „Und das nimmst Du so cool auf?", fragte sie.
„Ich bin froh, dass es *nur* das ist."
Pessimist zu sein hat auch Vorteile. Da sieht man die Alternative Multiple Sklerose schon fast als Geschenk an.

Multiple Sklerose – Und jetzt?

Kurz nach der Diagnose bekam ich meine erste Cortison-Infusion verabreicht. Ich fühlte mich einfach nur erleichtert! Endlich wurde mir geholfen, endlich würden meine Beschwerden nachlassen (das hoffte ich zumindest), endlich wusste ich, was mit mir los war. Dass schon wieder neue komische Symptome dazu kamen, störte mich wenig. Zum einen waren sie nicht beeinträchtigend, zum anderen wusste ich jetzt ja, WAS es war. So hatte ich zum Beispiel das Gefühl von Stromschlägen, die durch den Körper jagten, wenn ich meinen Kopf etwas neigte. Das sogenannte *Lhermitte-Syndrom*, wie ich später erfuhr. Meine linke Körperhälfte wurde außerdem extrem sensibel und schmerzempfindlich. Der Duschstrahl fühlte sich an wie 1000 Nadelstiche, die Wasserbewegungen in der Badewanne verursachten Schmerzen und selbst das Ankleiden tat weh, sobald das T-Shirt meinen Körper streifte. Kälte, Wärme, Nässe, Trockenheit konnte ich bei Berührungen gar nicht mehr unterscheiden. Und auch mein Hörnerv wurde in Mitleidenschaft gezogen. Manche Laute, wie z.B. Gläserklirren, machten mir sehr unangenehme Schmerzen in den Ohren.

Nachdem die erste Cortison-Infusion durchgelaufen war, wurde ich auf die neurologische Station gebracht. Eine Schwester begrüßte mich sehr freundlich und wollte zugleich die Aufnahme mit mir durchgehen. "Darf ich erstmal kurz raus?", fragte ich zögernd. "Ich war nun mehr als 24 Stunden eingesperrt." fügte ich fast erpresserisch hinzu. Die Schwester deutete lächelnd mit ihren Händen eine Zigarette an. "Ja, das auch. Aber vor allem möchte ich frische Luft." Das war nicht einmal gelogen, denn tatsächlich hielt sich meine Lust auf Nikotin in Grenzen.
„Freilich, gehen Sie ruhig. Dann machen wir das hier (auf ihren Bogen deutend) später."
Gehen war noch nicht möglich, darum ließ ich mich von meiner Schwägerin im Rollstuhl nach unten bringen.

Ich rauchte wirklich wenig, als meine Hände zu *spinnen* begannen. Eine Zigarette zwischen den Fingern zu behalten wurde zum unmachbaren Kunststück für mich... ich spürte sie einfach nicht. So ließ ich sie, wenn ich denn einmal rauchte, im Aschenbecher und nahm sie hin und wieder zwischen Daumen und Zeigefinger, um daran zu ziehen. Da ich aber kein Gefühl in den Händen hatte, drückte ich meistens so fest zu, dass der Filter heiß wurde, was wiederum weh tat und weshalb mir die Lust am Rauchen vermiest wurde.
Hier im Krankenhaus gab es keinen herkömmlichen Aschenbecher, also versuchte ich, meine Zigarette in den Händen zu halten. Nach nicht einmal einer Minute kippte sie mir rückwärts aus den Fingern, mit der Glut in meinen Handrücken. *Autsch*, würde nun jeder sagen. Doch ich bemerkte es nicht. Meine Schwägerin schnippte reflexartig die Zigarette von meiner Hand, erst dann begriff ich, was geschehen war. Natürlich sah man auch die Brandwunde, aber ich spürte sie nicht. Von da an ließ ich das selbständige Rauchen bleiben.

Das Abendessen blieb mal wieder unberührt. Noch immer hatte ich keinen Hunger und zwischenzeitlich freute ich mich sogar auf die appetitanregende Nebenwirkung des Cortison.

Einen Tag nach meiner Diagnosestellung bekam ich eine neue Bettnachbarin. Eine Frau, Mitte vierzig, die auf den ersten Blick betrunken wirkte. Sie hatte eine lallende Aussprache und musste vor jedem ausgesprochenen Satz kurz überlegen. Zu den Untersuchungen wurde sie mit dem Rollstuhl gebracht und wenn sie selbst für den Rolli zu schwach war, wurde sie gewindelt, statt auf die Toilette geschoben. Nachdem sie einen Tag auf dem selben Zimmer wie ich war, fragte sie mich, was ich denn habe. „Multiple Sklerose“, antwortete ich.
„Ach, wirklich? Das hab ich auch seit zehn Jahren“.
Für einen Moment war ich total geschockt. Würde ich in plus/minus zehn Jahren den selben Zustand haben? Ich fragte sie aus, wie es ihr gehe, wie sie mit der Krankheit zurecht kommt usw. Und sie erklärte

mir, dass sie die *schleichende MS* habe, ein Begriff, mit dem ich zu diesem Zeitpunkt wenig anfangen konnte. Vor zwölf Jahren begann alles mit einem hinkenden Bein, zwei Jahre darauf die Diagnose. Medikamente verweigerte sie... schließlich ging es ihr zu dem Zeitpunkt relativ gut. „Aber mit den Jahren wurde es immer schlechter, nur direkt nach meiner Kortisongabe alle drei Monate geht es mir etwas besser“, meinte sie. Im Gespräch mit ihr merkte ich auch, dass sie weder betrunken, noch dümmlich war. Sie war eine sehr toughe Dame, die das Schicksal gebeutelt hatte und die von der Krankheit wirklich gezeichnet war.
In der Nacht darauf weinte ich mich in den Schlaf. Ich hatte die MS gnadenlos unterschätzt. Heute weiss ich, dass diese Frau einen selten bösen Verlauf hatte.

***

Die folgenden Tage im Krankenhaus gestalteten sich recht angenehm. Therapeuten der Logo-, Ergo- und Physiotherapie gaben sich die Klinke in die Hand, um meinen schiefen Mund, meine *Beton-Hände* und meine Beine zu trainieren. Ich fühlte mich wirklich gut aufgehoben.
An Tag-3 kam die Oberärztin und beantwortete mir sämtliche Fragen. Eine davon war, wie es sein könne, dass ich 2-3 Schübe in einem Monat hatte, wo es doch -laut Broschüren- heisst, dass Schübe mindestens in 4-Wochen Abständen auftreten. Diese Regel hielt sie für unsinnig: „Eine Entzündung wartet nicht vier Wochen, bis die andere abgeklungen ist. Sie bilden sich, oder auch nicht, aber entscheidend ist, WO sie sich bilden“, erklärte sie mir. „Das kann auch kurz hintereinander an Stellen passieren, die wichtige Funktionen haben.“
Außerdem wollte ich wissen, was die Ergebnisse der Lumbalpunktion brachten. „Die Oligoklonalen Banden waren, wie bei Ihnen erwartet, positiv.“
Zusammen mit den anderen Kriterien war meine Diagnose somit gesichert.

An Tag-4 kam unter anderem mein Physiotherapeut und verkündete, dass wir heute auf's Laufband gehen. *Laufband? Ich? In dem Zustand?* Wir probierten es. Nach nicht einmal einer Minute knickte ich -bei langsamster Geschwindigkeit- mit dem rechten Bein ein und lag flach auf dem Laufband. Schöne Schande...
An Tag-5 stattete mir die Oberärztin wiederholt einen Besuch ab: „Hallo, Frau Fischer, wir gehen nun in den dritten Stock und wählen Ihre Basistherapie aus. Und wenn ich sage *gehen*, dann meine ich auch gehen."
„Nein, ich kann nicht laufen", antwortete ich fast verängstigt.
„Doch, wir versuchen es."
„Aber ich schaff ja kaum die paar Schritte aufs Klo, wie soll ich da Treppen steigen?"
„Wir fahren mit dem Aufzug. Außerdem nehmen wir den Rollstuhl mit, sollte es wirklich gar nicht mehr gehen, können Sie sich setzen. Aber erstmal versuchen wir zu laufen."
Nach etwa 10 Schritten fragte ich mich, wie ich nur einen weiteren schaffen sollte. Abgesehen von der extremen Schwäche und den Sensibilitätsstörungen in meinen Beinen, drehte sich noch immer alles um mich herum und die Kopfschmerzen durch die Lumbalpunktion verstärkten sich massiv, sobald ich aufrecht saß oder stand. Aber irgendwie schaffte ich es... zwar *nur* eingehängt am Arm der Ärztin und in langsamen kleinen Schritten, aber immerhin schaffte ich so den kompletten Weg in das Zimmer im dritten Stock. Meine Schwester, die mich mit meiner Tochter begleitete, schob derweil den Rollstuhl.
Wir wurden in eine Art kleinen Konferenzraum geführt, wo ich nochmals -anhand einer Mappe- über MS aufgeklärt wurde. Es wurde gezeigt, wie diese Fehlfunktion des Immunsystems die Nervenhülle (Myelin) angreift und schlimmstenfalls zerstört. Die Bilder waren so nett gemalen, dass man nicht wirklich an die bildliche Darstellung einer heimtückischen Krankheit dachte. Vielmehr sah es aus wie eine lustige Würstchenkette. "Haben Sie sich nun für eine Basistherapie entschieden?", fragte mich die Ärztin.
"Eigentlich noch nicht, empfehlen Sie mir was."

"Das ist reine Geschmackssache, der eine mag sich keine Darmbakterien spritzen, der Nächste will keine Säugetierzellen, wieder ein Anderer möchte höchstens einmal die Woche spritzen. Die Wirkung ist so gleich, dass am Ende oft nur klitzekleine Details, wie die Farbe der Startertasche über die Wahl entscheiden."
Einmal in der Woche spritzen schien mir zuerst natürlich perfekt. So fragte ich gezielt nach diesem Präparat, Nebenwirkungen, etc. ... *Avonex* hiess es. Als ich hörte, dass man es unterm Muskel spritzen muss, war mein Interesse schnell verflogen. Spritzen mochte ich überhaupt nicht, aber ich konnte mich gerade noch damit anfreunden, sie unter die Haut zu pieksen. Unter dem Muskel? NEIN! So entschied ich mich spontan für die Säugetierzellen (*Rebif*). Die waren mir auf Anhieb doch sympathischer als irgendwelche Darmbakterien (*Betaferon*).
"Gut, dann werden Sie Mittwoch medikamentös eingestellt und am Donnerstag können Sie nach Hause."
Was eigentlich Freude in mir auslösen sollte, drückte mir stattdessen auf die Tränendrüse. Noch immer schielte ich, hatte Doppelbilder, das Gehen klappte mehr schlecht als rccht, die Hände waren wie in Beton gefasst, der Schwindel wollte auch nicht aufhören und überhaupt hatte ich keinen Schimmer, wie es zuhause funktionieren sollte.
"Super", freute sich meine Schwester. "Das schaffen wir schon", tröstete sie mich, so als könne sie meine Gedanken lesen.

Nach acht Tagen wurde ich aus dem Krankenhaus entlassen. Da ich die Augenklappe einfach furchtbar fand und mir der drückende Gummi daran Kopfschmerzen verursachte, machten wir auf dem Weg nach Hause einen Umweg zum Optiker, wo ich mir eine einseitig abgeklebte Brille kaufte.
Ich hatte Durst, zuhause angekommen öffnete ich gedankenverloren eine Wasserflasche und nahm einen kräftigen Schluck. Kräftiger Schluck?! Ich konnte aus einer Flasche trinken! Tags zuvor war das noch nicht möglich. Da wäre die *Schiefmaulstute* ohne Strohhalm verdurstet. Quiekend vor Freude rief ich nach meiner Tochter: "Guck

mal, ich kann aus der Flasche trinken!" Stolz führte ich ihr vor, wie toll das klappte. Mutter-Kind Rollen ändern sich manchmal für kurze Momente...

Einige Stunden später schlürfte ich ins Bad, um mich bettfertig zu machen. Nach dem Zähneputzen wusch ich mir das Gesicht, wofür ich natürlich meine *Einaugbrille* abnehmen musste. Gründlich trocknete ich es ab und wagte dabei einen blinzelnden Blick in den Spiegel. Aber anders als sonst sah ich das Bild vor mir diesmal nicht doppelt. Zögernd öffnete ich sie ein kleines bisschen mehr: "Das gibts doch nicht!", rief ich.
"Was?", fragte meine Tochter und stand schon im Bad.
Ich guckte sie einfach nur wortlos an. "Oh, Mama, Deine Augen sind wieder gerade!" Freudestrahlend fiel sie mir um den Hals und auch ich war einfach nur glücklich in diesem Moment. Dass ich wenige Stunden vorher 98 Euro für eine Brille ausgab, die ich nun nicht mehr brauchte, ärgerte mich erst später.
Kurz darauf schwankte die Freude aber schon wieder in Angst und Zweifel um: *Ich habe Multiple Sklerose. Werde ich jemals wieder bedingungslos glücklich sein? Was wird aus meiner Tochter? Wie wird sie damit umgehen? Wie lebt man sorgenfrei mit dem Wissen, morgen vielleicht nicht mehr laufen zu können? Werden meine derzeitigen Beschwerden wieder vergehen? Was wird als nächstes auf mich zukommen? Werden die Schübe auch weiterhin in so kurzen Abständen kommen?*

Freundschaftliche Annäherung mit der MS

Ganz langsam ließen sämtliche Symptome nach, aber ein neuer Schub kam schon wieder: Mein linkes Auge und mein linker Mundwinkel zuckten ununterbrochen. Wirklich ständig, 24 Stunden am Tag! Manchmal wurde vor lauter Zucken das linke Auge halb so klein wie das rechte. Besonders unangenehm war das, weil man es auch nach außen hin sah. Ich hatte wirklich Komplexe, fühlte mich wie ein Zombie und wollte gar nicht mehr aus dem Haus gehen. Angst machte sich erneut in mir breit: *Schon wieder ein Schub! Wie soll das bloß weitergehen?*
Ich begann eine Reha, brach sie aber früh ab, weil die Zustände dort für meinen Geschmack unzumutbar waren. Ohnehin wollte ich keine Rehabilitation... Damals dachte ich: *Reha = Rente* und Rente kam für mich absolut noch nicht in Frage! Doch wurde ich von den Ärzten im Krankenhaus regelrecht dazu gedrängt. Ich erinnere mich sehr gut an die Ärztin, die eines Tages bei mir im Krankenhaus-Zimmer stand, nachdem ich der ersten Reha-Beraterin sagte, dass ich keine Reha machen möchte: „Frau Kraus hat mir gesagt, dass Sie eine Reha verweigern?", sagte sie in strengem Tonfall.
„Prinzipiell hätte ich kein Problem damit", log ich. „Aber ich kann und will meine Tochter nicht so lange alleine lassen."
„Jetzt hören Sie mir mal zu", fuhr sie mich an. „Schauen Sie sich doch mal an! Wie wollen Sie zuhause zurecht kommen? Wie wollen Sie kochen, waschen, putzen, einkaufen, arbeiten? Sie MÜSSEN eine Reha machen! Nicht irgendwann, sondern jetzt!"
Die uncharmante Art, mit der mich die Ärztin auf meinen Zustand hinwies, ließ mir wieder einmal Tränen in die Augen steigen. Sie hatte ja Recht. Also begann ich die Reha, nahm meine Tochter auf eigene Kosten mit und bemerkte bald, dass die Zustände dort mich noch kranker machten. Im Nachhinein war es die beste Entscheidung, sie abzubrechen. *Meine Reha* war mein nachgeholter Urlaub am

Meer. Dort verging sogar mein bis dato letzter Schub. Ich kehrte als neuer Mensch zurück nach Deutschland, fühlte mich fit und ausgeglichen wie schon lange nicht mehr.
Nun gierte ich nach Informationen. Ich kaufte massig Fachliteratur, verschlang die Seiten der DMSG (= Deutsche Multiple Sklerose Gesellschaft) und löcherte meinen Neurologen mit Fragen.
Vor allem geisterte mir eine Frage im Kopf herum: *Wie lange hab ich die MS schon?* Fakt ist, dass sie nicht erst zum Zeitpunkt der schlimmen Beschwerden in meinen Körper eindrang, sondern schon früher. Aber wieviel früher? Jahre? Jahrzehnte? Ich weiss es nicht, auch die Ärzte konnten mir keinen genauen Zeitraum sagen. Bei meiner Diagnosestellung sah man vernarbte Läsionen auf meinen MRT Bildern, was darauf hindeutet, dass ich da die MS schon hatte. Aber wie lange? Im Endeffekt ist es unwichtig... sollte man meinen. Doch mich beschäftigte diese Frage sehr, vor allem, weil sich anhand dessen auch der Verlauf besser einschätzen liesse: *Lebe ich schon 20 Jahre damit und hatte nur zwei-drei schlimme Schübe? Oder lebe ich erst 2 Jahre damit und hatte schon zwei-drei schlimme Schübe?* Ich vermute, dass ich einige Monate nach dem Tod meines Vaters vor fast sieben Jahren bereits einen etwas heftigeren Schub hatte: Damals ging es mir einfach nur schlecht, nicht nur psychisch. Ich hatte über mehrere Wochen starke Schwindelattacken, Kopfschmerzen und mein Rücken fühlte sich pelzig an. Meine innere Stimme sagte mir damals, dass ich krank bin, was ich auch meiner Mutter und meinem Bruder sagte: *„Das ist psychisch, Du verdaust erst jetzt Papa's Tod"*, meinten sie. So wie vor meiner Diagnose wollte ich der psychosomatischen Theorie glauben, aber tief in mir drinnen spürte ich, dass dem nicht so war. Irgendwann vergingen die Beschwerden und ich dachte, dass sie wohl doch Recht hatten.
Einen weiteren Schub hatte ich vermutlich, als meine Schwester mit einer fulminanten Lungenembolie in die Uniklinik Regensburg geflogen wurde. Mir war kontinuierlich übel, so sehr, dass ich in wenigen Tagen fast fünf Kilo abnahm, litt unter starken Schmerzen in den Beinen, ich konnte mich kaum auf den Beinen halten und hatte das sogenannte „Liftgefühl". Ebenfalls unter anderem ein MS-

Symptom, wie ich jetzt weiss. Es fühlt sich so an, als stände man in einem Aufzug, der gerade losfährt, bzw. anhält. Diesmal schob ich selbst es auf die Psyche: *Immer hast Du solche Beschwerden, wenn etwas Schlimmes passiert, das MUSS die Psyche sein*, sagte ich mir.
Das sind Verdachts-Schüben, die ich aber nicht zu 100% einordnen kann. Auch weniger beeinträchtigende Beschwerden hatte ich immer wieder mal, die nach wenigen Tagen/Wochen wieder verschwanden An MS dachte ich nie, vielmehr schob ich *merkwürdige Symptome* auf den Stress, Kummer, das Wetter, die Psyche, oder hakte sie unter „Ü-30 Symptomen“ ab. Ganz gewiss jedoch hab ich die MS seit 2011, als mir plötzlich und ohne erkenntlichen Grund der Schluckreflex fehlte... über Wochen! Ich musste mich beim Essen total konzentrieren, kaute, kaute, kaute, bis ich meinte, *JETZT kannst Du schlucken*. Und selbst dann blieb mir meistens buchstäblich der Bissen im Hals stecken. Anders, als bei den vermutlich vorherigen Schüben, trat dieser nicht in Zeiten von Kummer und Leid auf. Obwohl... in dieser Zeit lebte ich sozusagen in Dauer-Kummer, weil meine Beziehung über Monate kriselte.
Ich kann also eingrenzen, dass mich die MS vielleicht seit 2007 (oder früher) begleitet, aber sicher seit mindestens 2011. Und ich kann sagen, dass seelisches Leid bei mir höchstwahrscheinlich ein Garant für böse Schübe ist. Eventuelle Schübe nach dem Tod meines Vaters und nach der Embolie meiner Schwester... und sichere Schübe während einer andauernden Beziehungskrise und nach dem Tod meiner Mutter. Aber gerade seelisches Leid kann man schwer von sich fern halten, denn man leidet nunmal, wenn das Schicksal zuschlägt, sofern man nicht ein Herz aus Stein hat.
Zu wissen WANN die MS sich für mich entschied, würde unsere „Beziehung“ wahrscheinlich -nennen wir es- vertiefen.
Folgende Worte meines (zweiten) Reha-Beraters werde ich nie vergessen: „Auch wenn es seltsam klingt, schließen Sie Freundschaft mit der MS. Sie werden sie Ihr Leben lang nicht mehr los, ein Leben mit feindlicher Einstellung bringt Stress und Unzufriedenheit und das wiederum schadet Ihrem Gesundheitszustand noch mehr.“ Klang logisch und irgendwie einfach, es aber in die Realität umzusetzen

war schwierig. Freundschaft... ich schließe Freundschaft mit Menschen und Dingen, die ich mag und gerne um mich habe. Wie könnte ich die MS da einfügen? Vor allem nach all dem, was ich über sie las: Maligne Formen, die schnell zu schweren Behinderungen und zum Tod führen, aggressive Formen, die einen bald in den Rollstuhl befördern, milde Formen, welche trotzdem jegliche Lebensqualität rauben... Na dann – auf gute Freundschaft!
In den ersten Monaten nach meiner Diagnose schwankte ich ständig zwischen Verzweiflung und Zuversicht. Je nachdem, was ich gerade über die MS gelesen/gehört hatte. *Du hast bestimmt einen milden Verlauf und nur ganz wenige Schübe*, sagte ich mir selbst in einem Moment. Zwei Minuten später war der Gedanke: *soviel Glück hast Du nicht, es wird noch schlimm enden*. Diese Zeit war fürchterlich. Die Ungewissheit machte mich beinahe verrückt. Als ich dann einen Monat keinen Schub mehr hatte, liebäugelte ich tatsächlich mit einer Fehldiagnose: *Vielleicht entstanden diese Entzündungen wirklich nur wegen dem Stress und den Giften, die ich wegen der Renovierung einatmete und haben nichts mit Multipler Sklerose zu tun?* Doch spätestens mit der Kontroll-MRT, bei der drei neue, nicht aktive Läsionen im Schädel zu sehen waren, zerschlug sich diese Hoffnung. Aber ich hoffte weiter: *Vielleicht ist es Borreliose? Ich hatte doch mal einen Zeckenbiss und Borreliose ist die häufigste Verwechslungsdiagnose zur MS*. Doch die Ärzte raubten mir auch diese Illusion... zu MS-typisch waren meine Herde und Symptome, laut ihnen, vor allem das „Korsettgefühl". So arrangierte ich mich mit der MS als „Untermieter", den ich nicht eingeladen hatte, aber auch nicht rauswerfen konnte.
Mittlerweile hab ich wirklich eine Art Freundschaft mit ihr geschlossen. Ok, nennen wir es „Freundschaft mit Einschränkungen". Sie ist nun einmal da und wird mich bis zu meinem Tod nicht verlassen. Der ständige Hass auf sie würde mich nicht glücklicher machen, ganz im Gegenteil. Manchmal habe ich eine riesige Wut auf sie, manchmal bringt sie mich an meine Grenzen, manchmal macht sie mich einfach nur traurig. Und wenn wir ehrlich sind müssen wir uns eingestehen, dass wir auch in FREUNDSCHAFTEN zuweilen

solche negativen Gefühle hegen.
Aber: sie hat mir auch viel gegeben... sie lässt mich besser auf mich achten. Sie sagt mir, wenn ich einen Schritt zurücktreten muss. Sie erträgt meine Wut und Enttäuschung über sie... tun all das nicht auch Freunde?
Ich akzeptiere die MS als Teil meines Lebens und manchmal finde ich sie ganz okay. Was macht man mit einem Eindringling, den man nicht mehr los wird? Zunächst versucht man es mit Souveränität zu regeln. Klappt das nicht, wird man aggressiver. Dann kommt die Verzweiflung, die Machtlosigkeit und die damit verbundenen Tränen. Man wird müde von den „Kämpfen" und beginnt den Eindringling wider Willen zu dulden, hofft aber immer noch, dass er verschwindet. Begreift man, dass das nicht geschehen wird, akzeptiert man ihn irgendwann. Und mit viel Glück entwickelt sich eine Art Freundschaft, weil man bemerkt, dass der *fiese Eindringling* gar nicht so fies ist, wie wir anfangs meinten.

***

Wie bereits erwähnt las ich viele Bücher. Einige gaben mir Zuversicht, andere trieben mich beinahe in Depressionen. Ähnlich war es mit Erfahrungsberichten im Internet: da las ich positive Dinge, die Mut machten, aber auch Sätze wie *„wer eine Basistherapie macht, dem graut es auch sonst vor nichts"*, oder *„es gibt Leute, die von ihren Beschwerden anfangen, während ICH von MEINER MS erzähle"*. Sätze wie diese ließen mir einen Schauder auflaufen. SO wollte und will ich niemals werden! Haben denn nur Menschen mit MS das Recht zu „jammern"? Und sollten wir nicht dankbar sein, die teuren Therapien von der Krankenkasse bezahlt zu bekommen, anstatt sie als *ekelige Grausamkeit* abzutun? Es gibt Länder, in denen man diese Medikamente NICHT bezahlt bekommt, obwohl die Erkrankten sie dringend bräuchten. Dessen muss man sich bewusst sein! Ich habe meine Meinung zur Pharmaindustrie, die ich an dieser Stelle nicht weiter erläutern werde. Trotzdem: Medikamente machen unsere Krankheit, bzw. unsere Symptome erträglicher und schenken uns bestenfalls ein großes Stück Lebensqualität. Hätte ich gewisse Medikamente nicht, so könnte ich weitaus schlechter laufen, bräuchte eventuell sogar einen Stock. Und ich könnte keine Nacht durchschlafen, aufgrund meiner Spastiken in den Beinen, die mich -mit einhergehenden Schmerzen- in schlimmen Zeiten sogar geweckt haben. Ich bin sehr dankbar, dass diverse Medikamente mein Leben wieder normalisiert haben.

Ich finde es gar nicht schlimm, wenn sich ein Erkrankter bewusst gegen eine Basistherapie entscheidet. Wem es ohne Medikamente gut geht, der wäre schön blöd, wenn er trotzdem welche nehmen würde! Aber es gibt Menschen, denen es ohne Medikamente viel schlechter gehen würde und das sollte bitte auch die andere Seite akzeptieren und respektieren.

Eine Sache darf man niemals vergessen: Wir alle haben nur dieses eine Leben. Wollen wir das nicht nutzen? Es uns schön machen? Man muss nicht unbedingt Freundschaft mit der MS schließen, wenn man sich dazu partout nicht überwinden kann. Doch Einstellungen, wie die bereits erwähnten, von wegen *Medikamente sind aus Prinzip doof und nur ich darf Beschwerden haben*, sprechen eher für Egoismus und eine feindliche Haltung der MS gegenüber. Und auf Dauer tut uns das nicht gut.

Es ist ärgerlich und frustrierend, wenn ein MS-Schub unsere Pläne durchkreuzt. Und es ist beängstigend, die schlimmen Facetten der MS zu erleben, oder zu hören. Doch wir müssen lernen damit umzugehen. Ansonsten erschweren wir nicht nur unser eigenes Leben, sondern auch das unserer Lieben.

****

Ein Leben mit MS ist nicht schlechter! Es ist nur anders!

****

Was ist Multiple Sklerose?

An dieser Stelle werde ich versuchen, die MS in verständlichen Worten zu erklären.
Die Multiple Sklerose (heisst: mehrfache Verhärtungen) ist eine chronisch entzündliche Erkrankung des zentralen Nervensystems und wird auch *Encephalomyelitis Disseminata* genannt. Viele kennen die Krankheit unter dem Kürzel MS, was leider auch oft zu dem Missverständnis führt, MS bedeutet Muskelschwund. **Das ist absolut nicht richtig!**
Nach der Kortison-Stoßtherapie nahm ich in kurzer Zeit acht Kilo zu. Da das meiste davon Wassereinlagerungen waren, wurde ich die Kilos in ebenso kurzer Zeit wieder los und durch die Interferone verlor ich zusätzlich an Gewicht. Für Außenstehende wirkte es nun so, als hätte ich in wenigen Monaten grundlos plus/minus fünfzehn Kilo verloren. „Ohje, die Arme, man merkt nun schon, wie ihre *Muskeln schwinden*“, wurde hinter meinem Rücken getuschelt. Ein paar Monate nach meiner Diagnose war ich mit einer guten Bekannten zum Frühstücken verabredet. Sie kenne auch eine mit MS, die früher eine gute weibliche Figur hatte, aber jetzt sei sie nur noch Haut und Knochen, erzählte sie. „Vielleicht hat sie nicht MS, sondern Muskelschwund?“, entgegnete ich.
„Wie jetzt? MS ist doch Muskelschwund!?“
NEIN! Muskelschwund ist eine eigenständige Krankheit und hat nichts mit Multipler Sklerose zu tun. Muskelschwund betrifft die Muskeln, Multiple Sklerose betrifft das Zentrale Nervensystem!

Das zentrale Nervensystem verläuft im Gehirn und im Rückenmark, wo sich im Laufe der Erkrankung mehrere und verschiedene (*multiple*) Stellen entzünden. Diese Entzündungen greifen die Hüllen, welche die Nervenfasern ummanteln an und im schlechtesten Fall verändern und verhärten (*sklerose*) sich diese, was zu dauerhaften Schäden führt. Zur Impulsleitung ist diese Hülle der Nerven unbedingt notwendig, wird sie zerstört, wird der Nerv nicht

mehr ausreichend mit Nährstoffen versorgt. Die Folge davon sind mangelnde Reflexe und/oder gestörte Funktionen.
Da sich JEDE Stelle im zentralen Nervensystem entzünden kann, sind die Ausfälle sehr vielseitig. Immerhin steuert das zentrale Nervensystem beinahe alles in unserem Körper: Koordination, sensible Reize, Motorik, Sprach-/Sehzentrum und vieles mehr... Deswegen wird die MS auch *die Krankheit mit den 1000 Gesichtern* genannt. Je nachdem WO sich die Entzündung bildet, können schwere, mittlere, oder leichte Ausfälle auftreten, oder auch gar keine. Eine Ärztin im Krankenhaus erklärte es mir folgendermaßen: „Wenn Sie eine Entzündung in einer Ecke haben, die sie benötigen um finnisch zu lernen, aber gerade kein finnisch lernen wollen, dann werden Sie diese Entzündung auch nicht bemerken". Denn nur jeder siebte bis zehnte Herd löst einen Schub aus, das heisst spürbare oder gar sichtbare Ausfallerscheinungen.
Schätzungen zufolge sind derzeit circa. 2,5 Millionen Menschen weltweit von MS betroffen. Die Dunkelziffer dürfte aber höher liegen, denn mittlerweile weiss man, dass es Fälle der Multiplen Sklerose gibt, die erst nach dem Tod der Betroffenen zufällig bei einer Obduktion herauskommen. Das zeigt uns, dass es sehr gutartige MS-Verläufe gibt, die von den Betroffenen nicht einmal richtig wahrgenommen werden.
Die Verteilung der Erkrankten ist nicht gleichmäßig: die MS-Häufigkeit steigt mit der geographischen Entfernung vom Äquator an. In Deutschland leben nach aktuellen Hochrechnungen ca. 130.000 MS-Erkrankte und jährlich bekommen circa 2.500 Menschen die MS diagnostiziert. Frauen erkranken dabei etwa doppelt so häufig wie Männer!
Bei der Multiplen Sklerose greifen die T-Zellen (= körpereigene Abwehrzellen des Immunsystems) die Nervenscheiden an. Das Immunsystem richtet sich also gegen den eigenen Körper. Man spricht deshalb von einer Autoimmunerkrankung.

Welche Verläufe der MS gibt es?

Man unterscheidet zwischen drei Verlaufsformen der MS: den

schubförmig remittierenden Verlauf, den sekundär progredienten Verlauf und den primär progredienten Verlauf.
Am häufigsten ist die ***schubförmige remittierende MS***, das heisst die Krankheit verläuft in Schüben, die sich vollständig, oder unvollständig zurückbilden (remittieren = Remission = Nachlassen von Krankheitssymptomen). Der schubförmige Verlauf kann sehr gutartig verlaufen, das heisst wenige Schübe mit kompletter Rückbildung der Symptome. Bei circa jedem zweiten Betroffenen geht die schubförmige MS nach Jahren in eine sekundär progrediente MS über.
Die ***sekundär progrediente MS*** könnte man auch als fortgeschrittenes Stadium der Multiplen Sklerose bezeichnen (progredient = fortschreitend; sekundär = folgend auf primär). Dabei kommt es zu einer langsamen, schleichenden Zunahme der neurologischen Schädigungen, die sich nicht mehr zurückbilden. Dieser Verlauf geht oft aus einem schubförmigen Verlauf hervor.
Zuletzt gibt es noch die ***primär progrediente MS***. Im Gegensatz zum sekundär progredienten Verlauf, geht dem primär progredienten Verlauf keine schubförmige MS voraus. Der Zustand und die Symptome verschlechtern sich ab Krankheitsbeginn schleichend und langsam, aber kontinuierlich. Dabei kommt es zu keinen Remissionen. Sehr selten bekommt man auch bei dieser Verlaufsform Schübe.
Leider ist es bisher noch nicht möglich, direkt nach der Diagnosestellung den weiteren Verlauf einzuschätzen.

Wie wird die MS diagnostiziert und was sind die ersten Symptome?

Es gibt nicht **DIE** Erstsymptome bei einer MS. Anhand meiner früheren Symptome und den alten Herden weiss ich, dass ich die MS schon vor meiner offiziellen Diagnose hatte. Und wenn ich an die letzten Jahre zurückdenke, dann waren meine ersten MS-Symptome wohl Schwindelattacken, vor allem das „Liftgefühl“. Auch Sehstörungen, Missempfindungen und Schmerzen in den Beinen hatte ich des Öfteren. Jedoch beeinträchtigten mich diese

Beschwerden nie so stark, dass ich deswegen einen Arzt aufgesucht hätte, ansonsten wäre meine MS wohl schon früher erkannt worden. Wirklich Angst bekam ich das erste mal, als ich 2011 von jetzt auf gleich kaum mehr einen Schluckreflex hatte. Aber da auch das nach einigen Wochen wieder verging, wurde ein Arztbesuch abermals aufgeschoben.
Schwindel, Missempfindungen, Schmerzen in den Beinen und Seh-/Schluckstörungen: sehr unterschiedliche Symptome, die man erstmal nicht mit *einer* Krankheit in Verbindung bringt. Solche bunten Erstsymptome sind typisch für die Multiple Sklerose. Häufig kommt es dabei sowohl zu den bereits genannten Symptomen, als auch zu Gefühlsstörungen, abnormer Müdigkeit, Gangstörungen-/unsicherheiten, Kraftlosigkeit in Armen und Beinen, Darm-Blasenentleerungsstörungen, Lähmungen, Sprechstörungen, Lhermitte-Zeichen, Konzentrationsschwäche, Doppelbilder, Schmerzen im Gesicht (Trigeminusneuralgie), die entweder stechend/pochend auftreten, oder als Dauerschmerz empfunden werden, wenn die Pausen zwischen den Attacken zu kurz sind.
Im Laufe der Erkrankung können diese Symptome immer wieder auftreten, schlimmstenfalls auch bleiben. Spastiken, Depressionen, sexuelle, motorische und kognitive Störungen gesellen sich manchmal noch dazu. MS heisst auch: *alles kann, nichts muss...*

Die Diagnostik zur Multiplen Sklerose gestaltet sich sehr schwierig. Besteht der Verdacht einer neurologischen Erkrankung, werden zunächst klinische Tests durchgeführt, welche Reflexe, Sehfunktion und Motorik des Patienten prüfen. Diese Untersuchungen alleine bestätigen aber noch lange nicht die Diagnose, im Gegenteil, manchmal sind sie sogar ohne Befund, obwohl eine MS vorliegt, wie sich später herausstellt.
Der nächste Schritt ist meistens eine Magnetresonanztomografie (MRT/Kernspin), die sehr wesentlich zur Sicherung der MS ist. Das bildgebende Verfahren gewährleistet, ob sich im zentralen Nervensystem Entzündungsherde befinden. Die Zugabe von Kontrastmittel zeigt außerdem an, ob einer dieser Herde gerade aktiv ist.

Ebenfalls zwingend notwendig zur Diagnose einer MS ist die Untersuchung des Liquors. Mit einer dünnen Kanüle wird hierfür zwischen zwei Lendenwirbel etwas Nervenwasser entnommen. Diese Untersuchung nennt sich Lumbalpunktion. Sind die Oligoklonalen Banden im Liquor positiv, steht fest, dass ein chronisch entzündlicher Prozess im zentralen Nervensystem vorliegt. Zwar sind die Banden nicht spezifisch für eine MS, jedoch -in Verbindung mit den Ergebnissen der anderen Untersuchungen- hochverdächtig.
Auch Kontrollen des Blutbilds sind fester Bestandteil der MS-Diagnostik. Die MS an sich kann man nicht im Blut erkennen, doch so lassen sich andere Krankheiten als mögliche Ursache der Beschwerden ausschließen.
Zur Diagnose der MS werden die sogenannten *Mc Donald Kriterien* angewandt. Die Richtlinien dafür sind international und werden ständig den medizinischen Fortschritten angepasst, so dass eine frühe und sichere MS-Diagnose immer einfacher wird. Erfüllt man alle Kriterien, gilt die Multiple Sklerose als gesichert. Erfüllt man nur manche Kriterien, besteht ein Verdacht auf Multiple Sklerose oder das *„klinisch isolierte Syndrom (CIS)"*.

In welchem Alter tritt die MS meistens auf?
Die Multiple Sklerose wird hauptsächlich zwischen dem 20. und 40. Lebensjahr diagnostiziert. Diagnosen U-20 oder Ü-40 sind selten, kommen aber durchaus vor! Im Krankenhaus erklärte mir eine Ärztin, dass sie -aufgrund der MS-typischen Symptome- schon Teenies mit Verdacht auf Drogenmissbrauch hatten, oder ältere Patienten mit Verdacht auf Schlaganfall, bei denen sich letztendlich eine Multiple Sklerose herausstellte.
Das junge Erkrankungsalter macht es für uns Betroffene nicht leichter. Meistens bekommen wir die Diagnose, wenn wir mitten in der Karriereplanung stecken, eine Familie gründen-, oder heiraten wollen, wenn wir bereits eine Familie haben, wenn wir körperlich und geistig überaus aktiv sind... Mit der Diagnose prasseln tausend Fragen und Ängste auf ein.

Was sind die Ursachen einer MS?
Trotz intensiver Forschung sind die Ursachen der MS noch nicht geklärt. Vieles spricht für eine Kombination aus begünstigenden Erbanlagen und Umwelteinflüssen. Vermutlich müssen mehrere Faktoren gleichzeitig vorliegen, um eine MS hervorzurufen.
Es gibt z.B. die Theorie von Amalgam-Füllungen und Impfungen, die eine MS begünstigen. Ich für meinen Teil kann nur sagen, dass ich weder Amalgam-Füllungen habe, noch geimpft wurde. Weitere Theorien sind Vitamin-D Mangel, hygienische Umstände und hormonelle Faktoren. Die Vitamin-D These entstand daraus, dass in sonnigen Ländern die MS weitaus seltener auftritt, als in kälteren Ländern. Die Hygiene-These, weil MS sozusagen eine „Wohlstands-Krankheit" ist, die Menschen mit besseren hygienischen Umständen häufiger betrifft. Und die hormonelle These ergibt sich aus der Tatsache, dass viel mehr Frauen an MS erkranken.
Ich persönlich meine, dass die MS tatsächlich eine Kombination ungünstiger Faktoren ist.
Beispiel: Negative Erbanlagen + Amalgam = MS.
Negative Erbanlagen + Vitamin-D Mangel = MS.
Negative Erbanlagen + Lebend-Impfung = MS.
Negative Erbanlagen + schlechte Ernährung/zu gute Hygienebedingungen = MS.
Ich denke, dass die MS in uns schlummert, oder eben nicht. Mit viel Glück kann sie auch ein Leben lang *nur* schlummern. Aber, so glaube ich, können Infektionen, Hormonumstellungen, Operationen, Gifte, Impfungen oder auch seelische Faktoren dann zu einem „Ausbruch" der Krankheit führen.

Was ist ein Schub?
Der Schub ist ein charakteristisches Merkmal der MS. Man spricht von einem Schub, wenn es zu körperlichen Beschwerden kommt, die nicht durch eine Infektion oder eine andere Erkrankung zu erklären sind und **mindestens** 24 Stunden anhalten. Während eines Schubs wird entweder ein alter Entzündungsherd reaktiviert, oder aber es bildet sich ein neuer Herd. Doch nicht jeder Herd löst automatisch

einen Schub aus!
Abzugrenzen sind die sogenannten *Pseudoschübe*. Das ist eine Verschlimmerung von alten Symptomen, oder das Auftreten neuer Symptome, die sich nicht schleichend bemerkbar machen, sondern ganz plötzlich auftreten, nur kurz anhalten und genauso plötzlich wieder gehen. Zu Pseudoschüben kommt es oft während eines Infekts, bei Stress oder bei Ansteigen der Körpertemperatur (= Uhthoff-Phänomen), z.B. Fieber, körperlicher Anstrengung oder Hitze, oder aber auch bei Wetterumschwüngen.
Viele Menschen meinen, dass eine MS nur in Schüben auftritt und es den Betroffenen zwischenzeitlich gut geht. Doch das ist leider nicht immer so. Die Multiple Sklerose schläft nicht. Sie nagt oft kontinuierlich an den Nervenscheiden, auch wenn kein Schub auftritt. Je nachdem wo sie nagt kann sie uns gar keine, oder jede Menge Beschwerden bringen, die nichts mit einem Schub zu tun haben.

Was spüre ich bei einem einen Schub und wie erkenne ich ihn?
Pauschal lässt sich das nicht sagen. Das zentrale Nervensystem ist sozusagen das Nachrichtensystem des Körpers und verantwortlich für verschiedene Fähigkeiten, z.B. sprechen, fühlen, denken, sehen, riechen, hören, schmecken, kauen, schlucken, bewegen usw. Je nachdem, welche Bereiche des ZNS entzündet sind, kann es zu verschiedenen Nervenschäden mit entsprechenden Ausfällen kommen. Manche Schübe werden vielleicht so minimal beeinträchtigend sein, dass Sie sie kaum bis gar nicht bemerken, z.B. ein eingeschränkter Geruchssinn. Sie selbst kennen Ihren Körper am besten und Sie werden merken, wenn mit ihm etwas nicht stimmt. Halten die Symptome länger als 24 Stunden an und schränken Sie ein, dann kontaktieren Sie umgehend Ihren Neurologen.

Tritt ein Schub schlagartig ein?
Nein! Die ersten Symptome kommen zwar aus heiterem Himmel, bauen sich aber über Stunden/Tage auf. Bei Herden im Hirnstamm jedoch können die Symptome schnell und stark ausgeprägt auftreten.

Das liegt daran, dass der Hirnstamm sehr eng ist und schon kleine Entzündungen große Auswirkungen haben. Bei mir lag beispielsweise das Schielen und der hängende Mundwinkel, was über Nacht auftrat, an einer Hirnstamm-Läsion.

Wie lange dauert ein Schub?
Das ist sehr unterschiedlich. Manche Schübe vergehen nach einigen Tagen, manche nach Wochen... andere können sogar über Monate anhalten. Das betrifft besonders Schübe, die aufgrund Rückenmarksherden auftreten.

Ich fühle meine MS täglich. Hab ich Dauer-Schübe?
Bei der Multiplen Sklerose ist absolut zwischen Schüben und Symptomen (oder auch *„Pseudoschübe"*) zu unterscheiden: Von einem Schub spricht man, wenn Beschwerden länger als 24 Stunden anhalten und sich eventuell verschlimmern. Von Symptomen spricht man, wenn Beschwerden innerhalb Stunden kommen und gehen. Auch Symptome sind leider typisch für eine MS. Schübe machen nur einen Teil der Krankheit aus.

Gehen die (schubbedingten) Symptome wieder komplett zurück?
Am Anfang der Erkrankung ist das sogar in den allermeisten Fällen so (Ausnahme ist die fortschreitende MS). Schübe, die durch Läsionen im Rückenmark auftreten (oft sind das Missempfindungen in Armen und Beine und Rumpf), gehen dabei meistens langsamer zurück. Verzweifeln Sie also nicht, wenn solche Symptome -trotz Kortison- auch nach Monaten noch anhalten. Mein Händeausfall und das „Korsettgefühl" dauerten ca. zwei Monate an und danach wurden die Beschwerden nur sehr langsam besser.
Später kann es sein, dass Symptome während eines Schubs wiederholt auftreten und sich nicht mehr zurückbilden.
Als Faustregel gilt: Beschwerden, die sich nach sechs Monaten nicht zurückgebildet haben, bleiben. Aber keine Regel ohne Ausnahme! Ich habe schon von Betroffenen gehört, deren Symptome sich erst nach plus/minus einem Jahr komplett zurückgebildet haben.

Welche Medikamente gibt es gegen die MS?

Als Basistherapien (also zur Langzeitbehandlung) werden derzeit Interferone (*Rebif*, *Avonex & Betaferon*) und Glatirameracetat (*Copaxone*) eingesetzt. Diese Medikamente müssen unter die Haut (bzw. Avonex unter dem Muskel) gespritzt werden, um wirken zu können, da die eiweißartigen Substanzen vom sauren Magensaft zerstört werden würden. Die Nebenwirkungen dieser Basistherapien, bzw. den Interferonen sind oft grippeartige Symptome wie Schüttelfrost, Glieder- und Kopfschmerzen, die meistens nach einer Weile wieder nachlassen. Bei Glatirameracetat dagegen kann es zu dem gefürchteten „Flush“ kommen, der Herzrasen, Schweißausbrüche und Panikattacken mit sich bringt. Außerdem können durch die Spritzen Hautreaktionen auftreten.

Wenn die Basistherapien nicht anschlagen, oder nach Jahren ihre Wirksamkeit verlieren, muss meist eine der Eskalationstherapien in Anbetracht gezogen werden, die da wären: Azathioprin (*Imurek*), Cyclophosphamid (*Endoxan*), Mitoxantron, Fingolimod (*Gilenya*), Natalizumab (*Tysabri*). Diese Medikamente werden intravenös oder oral verabreicht, aber da sie zum Teil erhebliche Nebenwirkungen haben, werden sie meistens nur dann eingesetzt, wenn die gängigen Basistherapien versagen. Manche Neurologen verabreichen sie auch sofort, wenn ein vermeintlich aggressiver Verlauf vorliegt. Ich persönlich halte davon nicht viel, einen Versuch sollte eine Basistherapie wert sein. Auch mein Neurologe schlug mir *Tysabri* vor, jedoch wollte ich es erst einmal weiterhin mit *Rebif* versuchen und habe es bisher nicht bereut. Aber das ist *nur* meine persönliche Meinung. Letztendlich muss jeder Patient für sich selbst entscheiden, welche Therapie für ihn in Frage kommt, mit welcher er sich wohl fühlt.

Zur Behandlung eines akuten Schubs werden Corticosteroide (Cortison) benutzt. Es ist ein körpereigenes Hormon, welches in der Nebennierenrinde gebildet wird und bei vielen Krankheiten eingesetzt wird. Für Allergiker kann es lebensrettend sein, Rheuma-Patienten nimmt es die Schmerzen und MS'ler befreit es oft schneller von einem Schub. Doch bekannter als die heilende Wirkung des

Cortisons sind die Nebenwirkungen: Gewichtszunahme, Wasser im Gewebe, Diabetes, Leber-/Nierenschäden, Osteoporose, Herzrhythmusstörungen, erhöhter Blutdruck... Ein Teufelszeug, was einerseits viel hilft, andererseits aber auch viel schaden kann. Es wirkt entzündungshemmend, abschwellend, antiallergisch antirheumatisch und daher auch schmerzlindernd. Cortison wird meistens intravenös verabreicht, aber auch eine orale Therapie ist möglich.
In manchen Fällen wird das Cortison auch in den Rückenmarkskanal gespritzt (*intrathekale Cortison-Gabe*). Der Vorteil dabei ist, dass es so direkt am Ort des Geschehens, also den Entzündungen wirken kann und empfiehlt sich daher oft bei Rückenmarks-Herden, da dort eine intravenöse oder orale Cortison-Therapie nur langsam, oder schlimmstenfalls gar nicht greift. Außerdem können mit der intrathekalen Cortison-Gabe oft Spastiken und eine verminderte Gehfähigkeit verbessert werden. Diese Methode wird angewandt, wenn andere Behandlungsversuche scheitern, wird jedoch nicht ausdrücklich empfohlen, da durch die Punktion Nervenwurzeln gereizt oder geschädigt werden können, und Entzündungen im Bereich des Rückenmarkskanals möglich sind.
Bei schweren Schüben wird manchmal auch eine Plasmapherese (= Blutwäsche) durchgeführt, allerdings nur, wenn das Cortison versagt und wenn seit Beginn des Schubs nicht mehr als vier bis sechs Wochen vergangen sind.

Darf ich meine schulmedizinische Behandlung homöopathisch ergänzen?
Ja, aber bitte nur unter Aufsicht eines seriösen Heilpraktikers/Arzt. Johanniskraut, Schafgarbe, Mistel, Arnica, Salbei, Taubnessel, Fenchel, Hirtentäschel, Leinsamen sowie die Rutapflanze haben sich in der homöopathischen MS-Therapie bewährt. Meiden sollte man dagegen Pflanzen wie z.B. Sonnehut (Echinacea), Brennessel und einige mehr. **Behandeln Sie sich bitte nicht auf eigene Faust ohne Absprache mit einem Arzt oder Heilpraktiker!**

Verhindern die Medikamente Schübe?
Leider nicht! Bestenfalls reduzieren sie die Schubrate, mildern Schübe ab und zögern eventuelle Behinderungen heraus. Unter den gängigen Basistherapien gelten bis zu drei Schübe pro Jahr als akzeptabel.

Muss ich unter jedem Schub Kortison einnehmen?
Nein! Wenn die Symptome nicht arg beeinträchtigend sind, dann kann man ihn auch aussitzen... **mit viel Ruhe!** Wenn Sie befürchten, dass ein Schub in Anmarsch ist, lassen Sie sich krank schreiben, ruhen und schlafen Sie viel. Wird es trotzdem schlimmer, sollten Sie das umgehend Ihrem Neurologen mitteilen, so dass weitere Maßnahmen eingeleitet werden können.

Wann muss ich einen Neurologen aufsuchen?
Als Faustregel gilt: neue oder alte Symptome, die länger als 24 Stunden anhalten, sind mit großer Wahrscheinlichkeit ein Schub. Ich persönlich warte meistens sogar 48 Stunden. Seitdem ich von meiner MS weiss, hab ich nur einmal meinen Neurologen angerufen. Damals sah ich auf dem linken Auge plötzlich komische Pünktchen und Fäden, sobald ich auf einen hellen Hintergrund (beispielsweise eine weisse Wand) schaute. Sehnerventzündung? Oder doch etwas harmloses? Fakt war, dass ich deswegen kein Kortison eingenommen hätte, weil es nicht übermäßig störend war. Aber im Internet und in diversen Ratgebern liest man immer wieder, dass man bei Verdacht auf einen Schub sofort den Neurologen kontaktieren soll. So, nun war ich unsicher... muss er das wissen, auch wenn ich deswegen kein Kortison möchte? Ich rief ihn an und teilte ihm alles mit: meine Symptome, meine Unsicherheit, dass ich deswegen kein Kortison möchte. „Haben Sie Gesichtsfeld-Ausfälle wie schwarze Löcher oder ganze Ecken, die Ihnen in der Sicht fehlen?“, fragte er.
Ich verneinte.
„Gut, solange Sie sich noch wohl fühlen und die Symptome regelrecht suchen müssen, indem Sie auf eine weisse Wand schauen, brauchen Sie nicht besorgt sein. Falls es ein Schub ist, dann wäre der

Herd vermutlich so klein, dass man ihn nicht einmal im Kernspin sehen würde."
In der MS-Gruppe eines sozialen Netzwerks fragte ich nach, ob das eine Sehnerventzündung sein könnte. Interessiert hat es mich ja trotzdem, ob das ein Schub war. Manche schrieben „ja, kann sein", aber eine andere Betroffene schrieb mir, dass das eine *Netzhautverdichtung* sein könnte, die harmlos ist und nicht mit der MS in Zusammenhang steht.
Als ich die grauen Pünktchen und Striche nach zwei Wochen immer noch hatte, suchte ich einen Augenarzt auf. Nach einer kurzen und schmerzlosen Untersuchung bestätigte er die Netzhautverdichtung. Diese könne man operieren, ist in den allermeisten Fällen aber absolut nicht notwendig, weil man sich schnell daran gewöhnt, sagte er.
Nicht jedes „Wehwehchen" kommt von der MS. Man neigt dazu ihr alles zuzuschreiben, sobald man von ihr weiss. Aber überlegen Sie: wie oft fühlten Sie sich vor der Diagnose unwohl, oder spürten komische Dinge, weswegen Sie keinen Arzt aufsuchten, weil sie nach einigen Tagen von alleine vergingen? **Wenn es Ihnen aufgrund der Beschwerden richtig schlecht geht, oder Sie stark beeinträchtigt sind, dann müssen Sie natürlich einen Arzt aufsuchen!** Nicht nur wegen der Möglichkeit eines Schubs. Es kann ja auch eine andere Erkrankung dahinter stecken, denn durch die MS ist man nicht vor weiteren Krankheiten gefeit! Aber schieben Sie nicht jedes Unwohlsein auf die Multiple Sklerose und bleiben Sie erstmal ruhig, wenn etwas „seltsames" auftritt.

Darf ich mit MS weiterhin Sport machen?

Das sollten Sie sogar, denn Sport wirkt sich sehr gut auf die Multiple Sklerose aus, besagen Studien. Prinzipiell sind alle Sportarten erlaubt, die Ihnen Spaß machen und gut tun. Schwimmen, Reiten und Yoga haben dabei einen besonders therapeutisch positiven Effekt. Tanzen fördert die Koordination und den Muskelaufbau, joggen, walken und Fahrrad fahren die Ausdauer und die Muskelkraft.
Stress meiden bedeutet nicht *„herumliegen und nichts tun"*. Im

Gegenteil, das kann die MS verschlechtern und schlimmstenfalls weitere Krankheiten mit sich bringen (z.B. Thrombosen)! Sport beugt Spastiken vor und mildert sie. Er reduziert die Fatigue (= chronische Müdigkeit) und Depressionen, verbessert Blasen-/ Darmfunktionsstörungen und beeinflusst Gleichgewicht und Koordination positiv. **Aber überanstrengen Sie sich nicht bis zur Erschöpfung! Und auch während eines akuten Schubs sollten Sie auf Sport verzichten.**
Abgesehen vom körperlichen Training, sollte man auch das Hirn-Training nicht vernachlässigen. Das Lösen von Rätseln, Lesen und Denkspiele unterstützen uns dabei auf unterhaltsame Weise.

Was muss ich hinsichtlich des Urlaubs beachten?
Urlaubsreisen sind natürlich auch mit MS möglich! Entgegen vieler Behauptungen löst Wärme keine Schübe aus! Es kann dabei lediglich zum sogenannten Uhthoff-Phänomen kommen. Das ist eine **kurzzeitige** Verschlechterung neurologischer Symptome bei Ansteigen der Körpertemperatur, also auch bei Wärme. Einige Kleinigkeiten sollten im Urlaub dennoch berücksichtigt werden:

- Schließen Sie eventuell eine (private) Reiserücktritts-versicherung und eine Reisekrankenversicherung ab.
- Sofern Sie Ihre Medikamente injizieren und im Kühlschrank lagern müssen, erkundigen Sie sich, ob es dementsprechende Möglichkeiten vor Ort gibt. Transportieren Sie die Medikamente in einer Kühltasche.
- Informieren Sie sich über die Bedingungen Ihres Urlaubsziels, Klima, mögliche Infektionen etc. Lassen Sie sich gegebenenfalls impfen und berücksichtigen Sie das Wetter und klimatisierte Zimmer, sofern Sie unter dem Uhthoff-Phänomen leiden.
- Setzen Sie sich keinen übermäßigen Strapazen aus und achten Sie auf eine für Sie angenehme Anreise.
- Wenn Sie einen mehrwöchigen Urlaub planen, erkundigen Sie sich nach einem Neurologen in der Nähe, mit dem sie sich auch verständigen können, falls während des

Aufenthalts ein Schub kommt.

- Verreisen Sie -wenn möglich- nicht alleine. Das gilt besonders für Reisen mit dem Auto.

Und was, wenn es auch während eines Kurzurlaubs zu einem Schub kommt?

Dann heisst es erstmal: Ruhe bewahren! Manchmal treten durch Strapazen, Klimawechsel und Aufregung Symptome auf, die nach wenigen Stunden wieder vergehen. Halten Sie länger als 24 Stunden an, dann suchen Sie einen Neurologen vor Ort auf, oder rufen Sie Ihren Neurologen zuhause an.

Kann ich mit MS eine Familie gründen?

Selbstverständlich, denn MS ist keine Erbkrankheit im klassischen Sinn. Es gibt aber gewisse genetische Faktoren, die Hinweise auf eine Multiple Sklerose begünstigen. Ein eineiiger Zwilling eines MS-Betroffenen, der also die selben Gene besitzt, hat zum Beispiel ein etwa 30%iges Risiko, ebenfalls an einer MS zu erkranken. Kinder und andere Verwandte ersten Grades eines MS'lers haben ein 30-faches Risiko, ebenfalls von der MS betroffen zu sein. Erblich bedingte Merkmale weisser Blutkörperchen könnten dabei eine Rolle spielen, glauben Forscher.

Eine Schwangerschaft wirkt sich sehr positiv auf die MS aus. Die meisten Frauen haben in dieser Zeit weder Schübe, noch Symptome. Allerdings steigt das Schub-Risiko nach der Geburt. Ob dieses Phänomen an der Hormonumstellung liegt, oder aber am erhöhten Glücks-/Stressfaktor vor und nach der Geburt eines Babys, ist bisher nicht bekannt. Aufgrund der Tatsache, dass mehr Frauen als Männer von der MS betroffen sind, glaube ich persönlich aber eher an die hormonelle Theorie.

<u>**Ganz wichtig:**</u> **die gängigen medikamentösen Therapien müssen spätestens mit Bekanntwerden der Schwangerschaft beendet werden.**

Ist die MS tödlich?

Nein! Die chronischen Entzündungen im zentralen Nervensystem können zwar vorübergehende Ausfälle und bleibende Schäden mit sich bringen, aber führen normalerweise nicht zum Tod. Todesfälle durch die MS sind absolut nicht die Regel und kommen äußerst selten vor.
Auch die Lebenserwartung ist nicht bedeutend verkürzt. Momentan spricht man von sechs bis zehn Jahren, jedoch ist auch hier ein positiver Trend im Anmarsch, was sicherlich den modernen Medikationen zu verdanken ist. Die **etwas** verringerte Lebenserwartung nimmt also deutlich ab! Und überhaupt erreichen viele MS-Patienten ein normales, oder sehr hohes Alter. Nehmen wir als Beispiel *Trudi*, die sympathische alte Dame aus dem MS-TV-Spot, den Sie sicherlich schon einmal über Ihren Bildschirm flimmern sahen. Sie lebte 48 Jahre mit MS und starb im Januar 2013 im Alter von 90 Jahren!

****

Die MS ist kein Todesurteil! Man muss nur lernen mit der Unheilbarkeit umzugehen.

****

MS = Moderner Simulant?

Meine Erfahrung ist: mit MS ist man für die Außenwelt entweder *schwer krank und dem Rollstuhl geweiht,* oder es ist *alles halb so schlimm*. Und ich mache keinem Nicht-Betroffenen einen Vorwurf deswegen. Schaut uns MS'ler doch mal an: dem einen geht es auf Lebzeiten (scheinbar) gut, der Andere ist an Bett oder Rollstuhl gefesselt. So bildet man sich halt seine Meinung über die Krankheit, je nachdem welchen Fall man kennt.

Das Zentrale Nervensystem des Menschen ist eine sehr komplexe Sache. Jeder Fingerzeig, jede Bein-/Arm-/ Augenbewegung etc. wird davon gesteuert. Je nachdem in welcher Ecke des ZNS (= Zentrales Nervensystem) sich eine Läsion der MS festfrisst, können reparable oder irreparable Schäden aufkommen. Letzteres hängt davon ab, ob das Myelin zerstört wurde. So gibt es MS-Patienten, deren ZNS wie Schweizer Käse aussieht (also *durchlöchert*, bzw. fleckig), die aber trotzdem kaum Beschwerden haben. Sie hatten Glück und es traf Stellen im ZNS, dessen Funktionen nicht gebraucht werden, oder sich sozusagen eine „Umleitung“ suchten. Andere haben eine einzige Läsion im ZNS und sitzen im Rollstuhl. Diese Menschen hatten Pech, da es eine überaus wichtige Funktion ist, für die sich auch nur schwer ein „Ersatzweg“ finden lässt. Und wenn doch, dann ist er meistens sehr holprig.

Dank der modernen Medikation landet nur noch ein kleiner Teil der Betroffenen im Rollstuhl, was für immer mehr Menschen den Eindruck erwecken lässt, MS sei nicht viel schlimmer als ein chronischer Schnupfen. Und wie gesagt, ich verübel' es niemanden. Die Krankheit kommt relativ selten vor und in den Medien wird viel zu wenig über MS aufgeklärt. Deswegen denkt man, dass man die Krankheit kenne (*„weil man schon von ihr gehört hat“*), aber in Wirklichkeit weiss man **nichts**! So ging es auch mir vor der Diagnose.

Die MS bringt eine Vielzahl an Symptomen mit, die für Außenstehende nicht immer sichtbar sind. Da wäre z.B. die Fatigue

(= chronische Müdigkeit): Der Kollege jammert oft über Müdigkeit aufgrund seiner MS... *quatsch, der simuliert doch nur!* Auch Entleerungsstörungen von Darm/Blase gehören zu typischen unsichtbaren MS-Symptomen: *Jaja, man kann sich Symptome auch einreden.* Der an MS erkrankte Freund/Bekannte hat starke Schmerzen in Armen/Beinen/ Rücken/Kopf: *Das bildet sich der/die nur ein, weil eine Grunderkrankung vorliegt.* In Wirklichkeit nennt man so etwas Spastiken oder Trigeminusneuralgie.
Symptome wie diese sind für unser Umfeld nicht sichtbar. Ähnlich ist es mit den Schüben: man sieht sie einem MS'ler selten an. Die ersten Symptome meines ersten deutlich spürbaren Schubs waren -wie bereits erwähnt- Taubheitsgefühle von den Füßen bis zum Nacken. Nicht nur die Ärzte vermuteten erstmal psychische Ursachen, sondern auch meine Familie und Freunde. Der vorherige Tod meiner Mutter passte ja auch zu gut zu dieser Theorie. Erst als die Symptome deutlich sichtbar waren (schielen und hängender Mundwinkel) wurde ich ernst genommen. Nur leider (oder zum Glück!) sind Schübe in den seltensten Fällen sichtbar.
Es gibt auch Erkrankte, deren Zustand stark von der Tagesform abhängig ist. An einem Tag können sie relativ gut laufen, am nächsten Tag brauchen sie eine Gehhilfe, oder einen Rollstuhl. Auch wegen dieser Tatsache meinen manche Menschen, dass wir simulieren. Aber gesunde Menschen haben mitunter Tage, an denen sie sich schlapp und kraftlos fühlen. Man kann sich vorstellen, wie es einem kranken Menschen geht, dessen MS sich sowieso stark auf die Beine schlägt.
Und es gibt MS'ler, die schwankend gehen, zum Teil eine lallende Aussprache haben (bei Läsionen im Sprachzentrum). Diesen wird oft unterstellt, sie seien in Wirklichkeit Alkoholiker und schieben ihre Krankheit vor.
Viele MS-Erkrankte schließen sich deswegen aus dem sozialen Umfeld aus. Sie sind es leid, sich zu rechtfertigen, dumm angeschaut und belächelt zu werden.
Manchmal werden wir als Simulanten abgestempelt, die ihre Krankheit nutzen, um weniger arbeiten zu müssen und öfter krank machen

zu können. Ebenso meinen viele Menschen, dass es MS-Erkrankten zwischen den Schüben immer gut geht, doch auch das trifft in den wenigsten Fällen zu! Symptome wie die bereits erwähnte Trigeminusneuralgie, Fatigue, Blasen-/Darmentleerungsstörungen, Spastiken u.v.m. können zum „alltäglichen Wahnsinn“ der MS gehören, die nichts mir einem Schub zu tun haben. Ebenso Schwindelattacken, Depressionen, Schwächegefühl, Schluckprobleme, Gedächtnis-/ Sprach-/ und Konzentrationsschwierigkeiten und noch viele mehr.
Jedem Menschen ist es schon einmal passiert, dass ihm das Bein dermaßen eingeschlafen ist, dass er vorübergehend nicht mehr aufstehen/auftreten konnte. Niemand zweifelt daran, eben weil es halt jeder kennt. Warum werden unsere Symptome so bezweifelt? Weil sie Nicht-Betroffene nicht kennen? Weil sie für einen gesunden Menschen nicht nachvollziehbar sind?
Andersherum stellen viele die MS auch mit Rollstuhl und Siechtum gleich. Ein paar Monate nach meiner Diagnose traf ich eine Bekannte auf der Straße: „Hallo, Melanie, ich hab schon gehört, dass Du MS hast, tut mir voll leid. Das bedeutet doch, dass Du in plus/minus zwanzig Jahren im Rollstuhl sitzen wirst!“
„Nö, das bedeutet, dass ich VIELLEICHT irgendwann mal im Rollstuhl sitze. Aber VIELLEICHT gehst Du morgen als gesunder Mensch auf die Straße, wirst von einem Auto angefahren und sitzt aufgrund dessen hinterher im Rollstuhl. So gesehen ist mein Risiko nicht viel größer als das Deine.“
DAS ist meine Überzeugung und dabei bleibe ich! Kein Mensch hat eine Garantie auf die Gesundheit! Kein Mensch weiss, was er im nächsten Moment verspürt und wie er sich morgen fortbewegen wird! **KEINER!**
Vor Kurzem traf ich eine entfernte Bekannte, die in einem Supermarkt arbeitet und von meiner MS weiss. An der Kasse hielten wir ein kurzes Pläuschchen: „Wie geht es Dir?“, fragte sie mich unsicher.
„Eigentlich gut, ich kann momentan nicht klagen“, antwortete ich.
„Du siehst auch echt gut aus!“
„Oh, dankeschön, Du auch.“

„Ja, wirklich, das fiel mir gleich auf, als ich Dich hereinkommen sah.“
„Wir sehen doch immer gut aus, Unkraut vergeht halt nicht“, scherzte ich.
Ich weiss, dass alle, die von meiner MS wissen und mich sehen, zuerst auf mein Erscheinungsbild schauen: *Hat sich ihr Bewegungsapparat verändert? Sieht sie „schlecht“ aus?* Die „Gier“ nach solchen Informationen liegt in der Natur des Menschen und damit müssen *kranke Personen* einfach leben. Wir können dem etwas entgegenwirken, indem wir uns nicht hängen lassen, optisch, psychisch und physisch. Doch dann laufen wir wieder Gefahr, als Simulanten abgestempelt zu werden, weil wir ja nicht *krank* aussehen. Es ist ein Teufelskreis für uns Betroffene!
Meine Freundin erzählte einmal einer Bekannten von mir, Melanie, ihrer besten Freundin, die an Multipler Sklerose erkrankt ist. Die Bekannte hörte sich mit mitleidigem Blick meine Krankheitsgeschichte an. Später zeigte meine Freundin ihr ein Bild von mir: „Was, DAS ist die mit MS? Die sieht ja gar nicht krank aus.“
Auch Kollegen und Bekannte sagen mir oft, *„dass ich die MS gut in den Griff bekommen habe und man mir gar nichts ansieht“.*
So neige ich dazu, mich schuldig zu fühlen, wenn ich dieses und jenes nicht machen kann. Schließlich sehe ich in den Augen der Anderen ja *gut* und *gesund* aus. Dann rechtfertige ich mich: „...wenn Du mir nicht glaubst, dann kannst Du gerne im Internet nachlesen, dass man *dies und das* mit MS nicht machen soll...“. Wir rechtfertigen uns für unseren Zustand, bedingt durch eine Krankheit, die wir gar nicht haben wollten. Schön blöd, oder?

Wir sehen nicht unbedingt krank aus! Aber trotzdem sind wir es! Wir MS'ler sind keine Simulanten! Wir sind auch nicht dem Rollstuhl geweiht. Wir sind normale Menschen, deren Krankheit Einschränkungen mit sich bringt, mal mehr, mal weniger... Einschränkungen, die nicht immer sichtbar sind! Wir können 90 Jahre und älter werden, ohne dass uns jemals jemand die Krankheit anmerkt. Und trotzdem können wir Phasen haben, in

denen der Körper am Ende seiner Kräfte angelangt ist. Arbeit (auch Hausarbeit) kann dann zum Kraftakt werden. Es kann auch einmal passieren, dass wir eine Verabredung kurzfristig absagen, aber nicht, weil wir keine Lust haben! Unser ZNS macht uns manchmal spontan einen Strich durch die Rechnung. Wenn wir mal länger schlafen, oder ein Nickerchen am Nachmittag machen, dann nicht, *weil wir faul sind und uns auf unserer Krankheit ausruhen*. Wir sind einfach nur müde! Es sind nicht bloß die Schübe, welche den Körper in Mitleidenschaft ziehen, sondern auch die Begleiterscheinungen der MS. Und manche Dinge sollten wir, wegen unserer Krankheit, einfach meiden.
Nicht zu vergessen ist außerdem, dass wir mit dem Wissen leben, lebenslang eine unheilbare Krankheit mit uns herumzuschleppen. Natürlich müssen wir lernen, damit umzugehen, aber trotzdem sollte man uns Phasen zugestehen, in denen wir weniger optimistisch sind, wo wir einfach mal für uns sein wollen, oder den Zuspruch/die Unterstützung von nahestehenden Menschen brauchen.

Haben wir einen Schub, dann werden wir meistens überhäuft mit Hilfe, mitleidigen Blicken und Ratschlägen. Aber kaum haben wir uns davon erholt, sind wir in den Augen des Umfelds *gesund* und werden schnell als Simulanten abgestempelt, wenn wir, aufgrund unseres Zustands, etwas verweigern. Das ist für uns sehr deprimierend und wahrscheinlich spreche ich für alle MS-Erkrankten, wenn ich unser Umfeld bitte zu begreifen, dass wir krank sind, auch wenn wir keinen Schub haben! In manchen Dingen kann unser Körper nicht mehr so, wie der Geist wollen würde... auch wenn man es uns nicht ansieht.
Einige Dinge fördern Schübe, so z.B. körperliche Überanstrengung. Wenn wir beispielsweise bei einem Umzug das Tragen von Möbeln verweigern, dann nicht, weil wir *faul* sind und *unsere Krankheit vorschieben*. Wir haben Angst, dass wir es mit einem Schub büßen müssen. „Dann hat sie/er eben 'nen Schub“, wird der ein oder andere

sagen. „Vergeht ja auch wieder.“ NEIN, so ist es eben nicht unbedingt! Jeder Schub kann schlimmstenfalls eine Behinderung für's ganze Leben zurücklassen! **Und damit wir in Euren Augen weiterhin *„so gesund und fit“* aussehen, werden wir gewissen Dinge auch weiterhin meiden!**

Die MS und das Umfeld

Nicht nur für uns ist es schwierig, die Diagnose MS zu verdauen, sondern auch für unsere Lieben. Meine Geschwister waren hinterher geschockter als ich selbst und zwei meiner Freundinnen gestanden mir, dass sie weinten, nachdem sie mich im Krankenhaus besuchten. Wie viele andere Menschen wussten sie kaum etwas über diese Krankheit. *Oh Gott, warum? Sie wird sterben*, waren die ersten Gedanken von einer. Nach dem ersten Schock recherchierten sie im Netz (wie übrigens alle in meinem nächsten Umfeld) und erfuhren erst dann, dass sie über MS total falsch informiert waren.
Nun gibt es aber auch Menschen, denen die Krankheit Multiple Sklerose zu rätselhaft erscheint. Immerhin weiss man noch nicht so viel darüber. *Und was, wenn es doch ansteckend ist? Ist er/sie jetzt womöglich geisteskrank? Sollte ich mich besser fernhalten?* So hab ich in diversen Gruppen/Foren erfahren, dass sich manche Personen tatsächlich aus diesen Gründen von befreundeten oder gar verwandten Betroffenen distanzieren.
Meine Familie und Freunde standen hinter mir und während meiner Schübe erfuhr ich optimale Unterstützung. Anders sah das in Liebesdingen aus: Bis zu meiner MS-Diagnose hatte ich eine Beziehung: wir waren sechs Jahre lang zusammen, verstanden uns gut und er und meine Tochter mochten einander auch sehr. Nach dem Tod meiner Eltern, der Lungenembolie meiner Schwester, sowie in anderen *schweren* Zeiten, war er für mich da. So ging ich davon aus, dass er *der Richtige* sein könnte. Doch betrafen die *schweren Zeiten* nie SEIN Leben. Das änderte sich mit meinen Beschwerden, denn schon da entfernte er sich von mir. Ich war eine *Tussi*, immer geschminkt, gestylt, stand mitten im Leben. Diese Frau plötzlich schielend, nicht gehfähig und absolut unselbständig zu wissen, ließ seine „*Liebe*“ scheinbar nochmal überdenken. Er distanzierte sich und als ich ihm meine Diagnose mitteilte kam **keine** Reaktion seinerseits. Nichts! Ganze drei Monate hörte ich kein Sterbenswörtchen von ihm. Ich fühlte mich schrecklich und empfand nur noch

grenzenlose Enttäuschung und Wut für ihn... *Warum ließ er mich gerade in dieser Situation im Stich?* Aber auch für mich selbst hegte ich diese Gefühle... *Wie konnte ich sechs Jahre nicht erkennen, wie falsch und egoistisch er war?* Als er sah, dass es mir wieder besser ging, meldete er sich, machte Annäherungen und meinte, dass er mir meine Diagnose nicht geglaubt hätte. Zugegeben, es war seltsam: bevor meine Mutter starb, hatte sie immer wieder Taubheitsgefühle, mal im Bein, mal in der Hand. Da sie partout nicht zum Arzt gehen wollte, googelten wir die Symptome. Schlaganfall und MS waren die häufigsten Treffer. Darüber sprach ich auch mit meinem Ex. Und kurz bevor meine Symptome anfingen meinte er einmal, dass er häufig Zuckungen am Auge hätte und ob ich im Netz mal nachschlage, was das sein könne. Stress, Magnesiummangel, schlimmstenfalls MS, spuckte der PC aus. Während unserer Beziehung sprachen wir niemals über MS... warum auch? Dann war es in einem kurzen Zeitraum zweimal Thema und kurz danach erkrankte ich daran. Manchmal, so seltsam es auch klingen mag, denke ich, dass mich da schon eine höhere Macht auf meine Krankheit hinweisen wollte. Trotzdem: er hatte keinen Grund meine Symptome anzuzweifeln! Erstens log ich ihn niemals an und zweitens waren die Symptome ja auch nach außen sichtbar. *Glaubte er mir wirklich nicht? Und wenn ja, ist das eine gute Voraussetzung für eine Partnerschaft? Oder hatte er in Wirklichkeit Angst vor meiner MS? Befürchtete er, dass meine Behinderungen bleiben würden und wollte nicht mit so einer Frau zusammen sein?* Zuviele Zweifel! Mein Vertrauen in ihn war kaputt und somit auch unsere Beziehung. Bei jedem neuen Schub hätte ich Angst gehabt, dass er wieder geht... um zurückzukommen, **WENN** sich der Schub vollständig zurückbildet. Diese Denkweise, die nur auf sein Verhalten zurückzuführen war, wäre keine Basis für eine funktionierende Beziehung gewesen. Und überhaupt: kann man einen Menschen in guten wie in schlechten Zeiten lieben, der selbst nur die guten Zeiten teilen möchte?

Ich bin nicht die einzige MS-Betroffene, deren Partnerschaft an der Krankheit zerbrochen ist. Es gibt Menschen, die damit nicht umgehen können, oder kein Grau in ihrem Leben dulden. Manche Erkrankte verfluchen dann wiederholt die MS: *Hätte ich sie nicht bekommen, dann würde meine Beziehung noch bestehen*. **Aber mal ehrlich, ist daran wirklich die Krankheit schuld? Ich denke NEIN!** Solche Menschen wären auch vor einer anderen schwierigen Phase oder einem anderen negativen Ereignis geflüchtet. Es ist nicht schade darum, sie verloren zu haben, denn sie wären uns niemals eine Stütze, sondern immer nur eine **zusätzliche Last** gewesen! Der Partner eines MS-Erkrankten muss weder *Psychotherapeut*, noch *Krankenpfleger* sein. Damit möchte ich ausdrücken, dass er uns nicht ständig das Händchen halten- und uns pflegen muss. Aber er muss stark genug sein, um mit der Krankheit und eventuellen Folgen leben zu können!

Für viele halbiert sich auch der Freundeskreis nach der Diagnose. Manchmal wissen sie einfach nicht, wie sie mit dem Kranken umgehen sollen, manchmal haben sie, wie bereits erwähnt, Berührungsängste mit der Krankheit, manchmal wollen sie schlicht und ergreifend nicht unterstützend zur Seite stehen. Sowas tut weh und ist eine bittere Erfahrung. Aber auch hier gilt: es ist nicht schade um solche Menschen **und es ist gut, dass das Umfeld eine *selbstreinigende Funktion* hat.** Denn dadurch lernen wir die Menschen zu schätzen, die für uns und unser Leben **wirklich** wichtig sind!
Es gibt aber auch Personen, die sehr gerne für den kranken Freund/Verwandten da sein würden, aber nicht wissen, wie sie das können. Manche MS'ler möchten ganz normal behandelt werden und möglichst wenig über die Krankheit reden. Andere möchten öfter ein *„wie geht's?"* hören, oder sie reden gerne über ihre Ängste und Beschwerden. So kann es auch durchaus passieren, dass zwischenmenschliche Missverständnisse entstehen, die zum Bruch einer Beziehung/Freundschaft führen.

Tipps an Betroffene:

- Reden Sie offen über Ihre Gefühlslage und Ihre Beschwerden. Unsere Lieben können nicht riechen, wie es uns aktuell geht. Erzählen Sie ihnen auch von Ihren Befürchtungen und Emotionen gegenüber der MS. Aber lassen Sie sie nicht **ständiges** Hauptthema werden.

- Seid nicht nur ein MS-Patient, sondern vor allem ein **Mensch**, der auch für seine Freunde/Familie da ist und deren Probleme und Beschwerden ebenso ernst nimmt. Anderenfalls kann es passieren, dass unser Umfeld von uns genervt ist.
- Gebt der MS nicht zuviel Spielraum in Eurem Leben und lasst sie nicht immer präsent sein. WIR LEBEN MIT DER MS, NICHT DIE MS MIT UNS!
- Fragt Eure Freunde/Verwandten, ob Ihr sie um Hilfe bitten dürft, wenn Euch Euer Zustand/ein Schub mal außer Gefecht setzt. Und scheut Euch nicht, dann auch darauf zurückzukommen, wenn es die Situation verlangt.

Tipps an Angehörige:

- Nehmen Sie Ihren Freund/Partner/Verwandten ernst! Ein Schub, bzw. MS-Symptome sind nur sehr selten nach außen hin sichtbar. Glauben Sie ihm, wenn er sagt, dass ihm dieses und jenes plagt.
- Uns bedrücken manchmal Ängste und es gibt Momente, in denen wir das Bedürfnis haben, darüber zu reden. Hören Sie uns bitte zu.
- Lehnen Sie eine Anfrage nach Hilfe nicht ab. Es kostet uns sowieso Überwindung, danach zu fragen. Einkaufen gehen, die Wohnung mal durchwischen, oder einfach nur zuhören... solche kleinen Dinge sind während eines Schubs oder starken Symptomen eine ungemeine Erleichterung für uns.
- Sagen Sie uns offen, aber taktvoll, wenn wir uns durch die Krankheit charakterlich verändern.

Ich habe die Erfahrung gemacht, dass das Umfeld schlecht mit „Jammereien“ umgehen kann. In dem Fall sind sie entweder genervt,

oder wissen einfach nicht, wie sie darauf reagieren sollen. Darum würze ich Ausfälle mit einer Prise schwarzen Humor. Ein Beispiel: wenn ich mal wieder etwas tollpatschig oder schusselig bin, dann sage ich **nicht**: „Die blöde MS ist daran Schuld." Ich sage: „Ups, was war das denn? Ich glaub ich hab' MS." Daraufhin lachen sie, die Situation ist entspannt und meistens folgen weitere Fragen. Reagiert man dagegen „mitleiderhaschend" oder rechtfertigend, dann wechseln die Personen oft das Thema.
Oder wenn ich jemandem zu verstehen geben will, dass ich dieses und jenes nicht machen kann, dann erkläre ich mittlerweile nicht mehr lang und breit, dass es wegen der MS ist. Meistens sage ich: „Puh, an dem Tag kann ich nicht, da hab' ich 'nen Schub." Auch in diesem Fall wird gelacht und sie verstehen, was ich damit sagen will. **Abe**r - alles, was ich mir zutraue und mir nicht schadet, mache ich auch weiterhin gerne für meine Freunde und Verwandten.
(Wenigen) anderen Menschen dagegen sind MS-Patienten tatsächlich unheimlich. Sie wissen, dass Multiple Sklerose eine Krankheit des ZNS ist, verwechseln aber das Zentrale Nervensystem mit dem Nervenkostüm (= gute Nerven/Geduld haben; Ruhe bewahren; viel aushalten können; seelisch belastbar sein) und meinen, dass wir „nervenkrank" im Sinne von „psychisch labil", oder „geisteskrank" sind. Einer Freundin von mir erzählte ich einmal, dass mir auf Reha ein Psychologe verweigert wurde. Ich wollte einfach mal mit einem reden, weil der Tod meiner Mutter, die Trennung von meinem Ex und die Diagnose etwas viel auf einmal waren. Doch der Chefarzt meinte, dass kein Psychologe notwendig sei, weil ich eine organische Krankheit habe. Genau das sagte ich auch meiner Freundin. „Wie bitte, spinnt der? Natürlich ist MS eine psychische Erkrankung, sie spielt sich ja schließlich in den Nerven ab." Ich erklärte ihr den Unterschied, aber hatte den Eindruck, dass sie mir nicht so wirklich glaubte, sondern meine Erklärung vielmehr als Ausrede abtat.
Ein anderes mal sprach ich im Wartezimmer meines Arztes mit einem älteren Mann über MS. „Bitte, passen Sie auf sich auf", verabschiedete er sich später. „Regen Sie sich nicht auf und vermeiden Sie Stress. Wenn man es erst einmal mit den Nerven zu

tun hat, landet man schneller in der *Klapsmühle*, als einem lieb ist."
In diesem Fall vermied ich eine Aufklärung. Der Herr war schon am Gehen und außerdem kannte ich ihn ja nicht einmal. So schmunzelte ich und dachte mir einfach meinen Teil.

****

- **MS ist KEIN Muskelschwund!**
- **MS ist NICHT ansteckend!**
- **MS ist WEDER eine Geisteskrankheit, NOCH psychisch bedingt!**
- **Vor MS-Erkrankten muss man sich NICHT fernhalten!**

****

Soll ich meinem Kind / meinen Kindern sagen, dass ich MS habe?
JA! Kinder nehmen so etwas viel besser auf, als wir glauben. Die größte Angst von Kindern besteht in erster Linie darin, dass das erkrankte Elternteil an der MS sterben könne. Diese Angst können Sie ihnen schnell nehmen und wenn Kinder hören, dass dem nicht so ist, sind sie meistens schon viel beruhigter. Erklären Sie Ihren Kindern außerdem, was die MS ist, was sie mit Ihnen macht, dass es Ihnen manchmal vielleicht nicht ganz so gut geht, aber dass sie sich keine Sorgen machen müssen. Finden Sie die richtigen Worte, je nachdem wie alt das Kind ist und nehmen Sie es gegebenenfalls auch mal zu einer neurologischen Untersuchung mit, damit es sieht, dass der *Onkel Doktor* gar nichts schlimmes mit Ihnen anstellt. Kinder haben sehr feine Antennen und werden schnell spüren, dass auch bei dem Arztbesuch eine angenehme, entspannte Atmosphäre herrscht, was ihnen ebenfalls Sicherheit gibt.
Es gibt zudem Fachliteratur, die kindgerecht das Thema MS behandelt. Vielleicht möchten Sie Ihrem Kind so ein Buch schenken? Alternativ kann ich auch die Seite www.kinder-und-ms.de empfehlen.
Meine Tochter war im Teenie-Alter, als ich die Diagnose bekam. Von

Anfang an sprach ich sehr offen mit ihr über die Krankheit, alles andere hätte auch wenig Sinn gemacht, da sie sich bereits selbst im Internet informieren konnte. Zuerst war sie verunsichert, nach einigen Informationen reagierte sie gefasst und recht gelassen. Aber ich kenne mein Kind und merkte, dass es in ihrem Köpfchen rumorte. Deswegen sprach ich mit ihr über alles rund um die MS und beantwortete ihr ihre Fragen dazu. Als ich meine depressive Phase hatte, bemerkte ich auch bei ihr einen negativen Wandel. Sie war sehr gereizt, in sich gekehrt, sonderte sich ab. Und mir wurde bewusst, dass sie es noch schlimmer erwischt hatte, als mich. Als ihr Opa starb, der für sie wie ein Papa war, hatte sie das nach einer Weile gut überwunden. Doch dann kam es ganz dicke: der Tod der Oma, zu der sie ein superinniges Verhältnis hatte, die MS-Symptome, die ihre Mama immer mehr zu einem Wrack machten, dann die Diagnose, die Ängste und zu guter Letzt die Beziehungs-Trennung. Für einen Erwachsenen sind diese Erfahrungen in kürzester Zeit schon schmerzlich, man kann nur erahnen, was es für ein Kind bedeutet. Unter anderem *(siehe auch Kapitel „Alles Einstellungssache?“)* war auch das ein Auslöser, der mir zeigte, dass sich etwas ändern **musste**! Seitdem leben wir wieder *normal.* Beschwerden und Symptome halte ich so gut wie möglich von ihr fern. Wenn sie doch einmal bemerkt, dass mit mir etwas *nicht stimmt*, dann sag ich ihr ehrlich, was mich plagt, lasse sie aber verstehen, dass das nicht weiter tragisch ist. Das gibt ihr Sicherheit und Stabilität. Sie hat so viele gemeine und traurige Dinge erlebt, die ihre Kindheit erschwerten. Und ich werde nicht zulassen, dass die MS das fortsetzt!

Soll ich mit meiner Krankheit offensiv, oder defensiv umgehen?
Das muss jeder für sich selbst entscheiden. Fakt ist: Die Krankheit vor jedermann zu verheimlichen bringt nichts! Früher oder später werden nahestehende Personen wahrscheinlich merken, dass mit uns etwas „nicht stimmt“ und sie basteln sich dazu ihre eigenen Theorien, die vermutlich unangenehmer sind, als die Tatsache MS. Ich gehe recht offensiv damit um. Freunde, Familie und Kollegen weihte ich sofort nach der Diagnose ein, einige Bekannte traf ich im

Krankenhaus und auf Nachfrage, was ich denn habe, antwortete ich wahrheitsgemäß. Da ich in einer Kleinstadt wohne, machte meine MS relativ schnell die Runde. Aber ich erzähle keinem Bekannten von selbst von meiner Krankheit! Wenn sie es bereits wissen und Fragen stellen – ok! Aber ich binde es niemanden auf die Nase. Warum auch? Ich definiere mein Leben nicht über die MS.

Man sagt, dass es einige an MS erkrankte Prominente gibt, sie es aber nicht publik machen, aus Angst, deshalb keine Aufträge mehr zu bekommen. Die wenigen VIP's, die sich zur MS bekennen sind u.a. Howard Carpendale, Schlagersänger (Diagnose angeblich nicht zweifelsfrei bestätigt); Jack Osbourne, US-Realityshow-Star und Sohn von Rocker Ozzy Osbourne; Nicoletta Mantovani, Witwe des Opernsängers Luciano Pavarotti; Jasmin Nunige, Langläuferin und Bergläuferin aus der Schweiz; Malu Dreye, Gesundheitsministerin in Rheinland Pfalz; Brigitte Goetz, Teil des Volksmusik-Duo's *Gitti & Erika*, Aaron Solowoniuk, Schlagzeuger der kanadischen Band *Billy Talent.*
Die wenigen Bekenntnisse in Promi-Kreisen zeigen, dass vielen Erkrankten die MS unangenehm ist. Und das ist wahrscheinlich auf die Reaktionen -aufgrund mangelnder Aufklärung- in der Öffentlichkeit zurückzuführen.

****

Man muss sich für die MS nicht schämen! Weder trägt man zu der Erkrankung bei, noch ist sie ansteckend!

****

MS und Arbeit

Nach der MS-Diagnose ist eine der ersten Fragen: „wie geht es beruflich weiter?“ Das liegt vor allem am (meist) frühen Erkrankungs-Alter. Gleich vorweg sei gesagt, dass die meisten Betroffenen bis ins hohe Alter arbeitsfähig sind. Denken Sie bloß nicht sofort an Rente! Da man meistens in jungen Jahren erkrankt, hat man diesbezüglich auch nicht viel Geld zu erwarten. Außerdem ist ein aktives und erfülltes Berufsleben ein wichtiger Bestandteil, um die eigene Selbständigkeit beizubehalten. Jedoch ist es nicht immer leicht, MS und Arbeit unter einem Hut zu bringen.

Welcher Beruf ist für MS'ler geeignet?
Theoretisch jeder! Praktisch sind auf Dauer allerdings gewisse Tätigkeiten suboptimal, die da wären:

- Körperliche Anstrengung
- Arbeiten, die überwiegend im gehen und stehen ausgeführt werden müssen
- Übermäßig starke Konzentration
- Hohe Anforderungen an die Feinmotorik
- Schichtarbeit
- extreme Stressbelastung
- ein kollegial schlechtes Arbeitsklima

Optimal wäre dagegen:
- Flexibilität
- ein angenehmes Raumklima
- die Möglichkeit, kleine Ruhepausen einzulegen
- Hilfsmittel, die gegebenenfalls zur Verfügung stehen.
- nette Kollegen und eine angenehme Atmosphäre am Arbeitsplatz

Soll ich meinem Chef und meinen Kollegen von meiner Krankheit erzählen?

Fakt ist: man ist gesetzlich nicht dazu verpflichtet, dem Arbeitgeber und den Kollegen von der MS zu erzählen. Jeder darf für sich selbst entscheiden, ob er das möchte. Es kann aber durchaus Vorteile haben, beruflich offensiv damit umzugehen, denn nur so verstehen Kollegen und Vorgesetzte, was mit uns los ist. Verheimlicht man die Krankheit läuft man Gefahr, als „unkollegial und faul" abgestempelt zu werden, wenn man gewissen Aufgaben nicht nachkommen kann. Dies könnte wiederrum zu Spannungen führen, die uns psychisch belasten und schlimmstenfalls Schübe auslösen.

Habe ich nun im Beruf spezielle Rechte?

Sofern man einen Behindertengrad von mindestens 50% hat, oder mit mindestens 30% gleichgestellt wurde, hat man einen besonderen Kündigungsschutz (§ 85-92 SGB IX). Der § 85 des neunten Sozialgesetzbuches sagt: *„Die Kündigung des Arbeitsverhältnisses eines schwerbehinderten Menschen durch den Arbeitgeber bedarf der vorherigen Zustimmung des Integrationsamtes."*

Wer sich beruflich entlasten möchte, kann Teilzeitarbeit beantragen. Einen Anspruch auf Teilzeit hat jeder Arbeitnehmer (§ 8 TzBfG), dessen Arbeitsverhältnis bereits länger als sechs Monate bestanden hat und deren Arbeitgeber in der Regel mehr als 15 Arbeitnehmer beschäftigt.

Schwerbehinderten Menschen (**nicht Gleichgestellten!**) steht ein bezahlter Zusatzurlaub von fünf bis sechs Tagen im Jahr zu. Als Gleichgestellter kann man sich beispielsweise von Mehrarbeit befreien lassen.

Ich leide am Uhthoff-Phänomen, was mir die Arbeit im Sommer sehr erschwert. Was kann ich tun?

Das Uhthoff-Phänomen ist unter MS-Erkrankten ein sehr häufiges Symptom. Besonders in stickigen Büros kann das belastend sein und die Arbeit erheblich erschweren. Mit kleinen Tricks können Sie dem Abhilfe schaffen: Achten Sie auf ausreichende Luftzufuhr im Büro

und beginnen Sie -wenn möglich- etwas früher (Gleitzeitenregelung) um der Mittagshitze zu entgehen. Trinken Sie viel und kleiden Sie sich der Wärme entsprechend. Auch Kühlpads auf der Stirn oder im Nacken können gut tun und die Symptome mildern.
Sollte das alles aus räumlichen Gründen für Sie nicht realisierbar sein, gibt es noch die Möglichkeit einer Kühlweste oder Kühlmanschetten.

Soll ich mit einem Schub arbeiten gehen?
Sofern Sie mit Cortison behandelt werden, wird Sie der Arzt sowieso krank schreiben. Bemerken Sie an sich kleinere Ausfälle oder einen anhaltenden schlechten Zustand, dann holen Sie sich bitte vom Hausarzt oder Neurologen eine Krankmeldung und kurieren Sie sich einige Tage aus, damit die *kleinen Ausfälle* nicht zu großen Ausfällen werden. Es ist sehr löblich, wenn Sie aus Rücksicht auf Ihre Kollegen trotzdem arbeiten gehen wollen, nur ist niemandem geholfen, wenn sie aufgrund dessen hinterher noch länger ausfallen.
Nach schweren Schüben würde ich sogar empfehlen, die Arbeitszeit einstweilen zu reduzieren. Ich war während meiner Diagnose-Schübe fast acht Wochen krank geschrieben, danach stieg ich mit einer 20 Stunden-Woche wieder ins Berufsleben ein und etwa drei Monate später arbeitete ich meine üblichen 30 Stunden in der Woche.

****
Ein befriedigendes Berufsleben ist auch für Menschen mit Multipler Sklerose möglich, wenn man die Arbeitsstelle vorausschauend auswählt, gewisse Ansätze klärt und diverse Tipps befolgt. Anlaufstellen für Fragen und Hilfe sind das Arbeitsamt, die Rentenversicherung und ggf. das Integrationsamt.
****

Alle rechtlichen Angaben sind ohne Gewähr und vorbehaltlich gesetzlicher Änderungen!

Tabuthemen!?

Mit der Diagnose Multiple Sklerose werden mitunter Themen aufgerollt, über die man nicht gerne spricht. Zum Beispiel Depressionen: die größte Herausforderung der MS besteht darin, mit der Krankheit umzugehen. Während dieses Lernprozesses kann die Psyche leiden. Aber auch die Krankheitsmechanismen an sich können eine Depression hervorrufen. Man spricht hierbei von einer *organischen Depression*. Anzeichen einer organischen und/oder psychischen Depression sind folgende:

- Innere Unruhe und wiederkehrende Angstzustände
- Schlafstörungen in Form von übermäßigem Schlafbedürfnis, oder Einschlaf-/Durchschlafstörungen
- Appetit- und Gewichtsverlust oder Appetit- und Gewichtszunahme
- Rückzug aus dem sozialen Umfeld
- Häufige Gereiztheit
- Gleichgültigkeit und Interesselosigkeit
- Existenzängste
- Mangelndes Selbstbewusstsein, Selbsthass und grundlose Schuldgefühle
- Häufige Gedanken an Tod und/oder Selbstmord
- Energieverlust, Motivationsprobleme und Abgeschlagenheit

Sollten Sie eine depressive Veränderung feststellen, sprechen Sie unbedingt mit Ihrem Arzt darüber. Eine Gesprächstherapie, stimmungsaufhellende Medikamente und/oder eine Selbsthilfe-gruppe können dabei helfen, Zuversicht und Lebensfreude wieder zurückzugewinnen.
Umgekehrt sollten Menschen, die bei ihrem an MS erkrankten Angehörigen eine Depression vermuten, ihn offen darauf an-sprechen und Hilfe anbieten.

Die Diagnose, die Schübe und Symptome sind körperlich und psychisch belastend und schlagen oft auf's Gemüt. Und auch wenn man optimistisch und positiv mit der Krankheit umgeht, kann es trotzdem zu der organischen Depression, hervorgerufen durch die Läsionen, kommen. Es gibt keinen Grund sich dafür zu schämen oder das Thema zu verschweigen, denn es ist keine Schande ärztliche Hilfe in Anspruch zu nehmen. Eine Schande ist es höchstens, wenn man sich nicht helfen lässt und damit sich selbst und Angehörige unglücklich macht. Immerhin besagt eine Statistik, dass die Selbstmordrate bei MS-Patienten um das siebenfache erhöht ist!

Ein weiteres Tabuthema sind die Blasenfunktionsstörungen, die bei rund 80 % der Erkrankten vorkommen, denn die Austreibung des Urins wird ebenfalls vom zentralen Nervensystem gesteuert. Typische Symptome einer Blasenfunktionsstörung sind:

- Inkontinenz (= unkontrollierte Blasenentleerung)
- Verzögerte Miktion (= verzögerte Blasenentleerung)
- Imperativer Harndrang (= zwingender, plötzlich auftretender Harndrang)

Eine Blasenfunktionsstörung kann durch eine Urinprobe relativ einfach diagnostiziert werden. Sprechen Sie mit Ihrem Neurologen oder einem Urologen darüber, die werden Sie ganz sicher nicht belächeln, weil sie diese Problematik kennen und höchstwahrscheinlich mehrere MS-Patienten mit genau diesen Schwierigkeiten haben. Eine medikamentöse Therapie kann schnell Abhilfe schaffen und Ihnen ein Stück Lebensqualität zurückgeben. Weiterhin zu empfehlen sind Beckenbodengymnastik, eine ausreichende Flüssigkeitszufuhr, das Vermeiden von harntreibenden Getränken und ein „Toilettentagebuch.

Zu ähnlichen Störungen kann es im Magen-Darm-Trakt kommen. Man spricht dabei von einer Darmentleerungsstörung. Jeder fünfte MS-Patient klagt bereits zu Beginn der Erkrankung über diese

Einschränkung und bei längerem Krankheitsverlauf sind circa zwei Drittel davon betroffen. Man unterscheidet unter drei Arten:

- Verstopfung (= erschwerte Stuhlentleerung)
- Durchfall (= häufiger Stuhlgang von eher flüssiger Konsistenz)
- Stuhlinkontinenz (= Kontrollverlust über die Stuhlentleerung)

Die meisten Betroffenen leiden hierbei unter Verstopfung, Durchfall und Stuhlinkontinenz kommen seltener vor. Meistens kann man diese Symptome durch eine Nahrungsumstellung positiv beeinflussen. So fördern Milchprodukte und scharfes Essen z.B. den Stuhlgang, ebenso wie Ballaststoffe und viel Bewegung. Außerdem gibt es Medikamente, falls man durch eine Umstellung der Ernährung nichts erreicht. Daher sollte auch dieses Problem unbedingt beim Arzt Ihres Vertrauens angesprochen werden. Unbehandelt können sie teilweise schwerwiegende Konsequenzen haben. Körperliche Folgen dieser Beschwerden können Harnwegsinfektionen, stärkere Spastik, Bauchschmerzen, Gewichtsverlust, Appetitlosigkeit, Durchschlafstörungen und mehr sein. Eine psychische Folge kann der soziale Rückzug sein... man mag nirgends mehr hingehen, falls etwas „in die Hose geht“, oder man nicht schnell genug eine Toilette findet. Folglich aus diesen Ängsten vermindert sich auch die Lebensqualität.

Sexuelle Störungen können ebenfalls bei der MS auftreten. Doch obwohl circa 75% der Männer und 50% der Frauen davon betroffen sind, sprechen die meisten nicht gerne darüber, auch nicht mit dem Partner. Impotenz oder Unlust auf Sex können folgende Ursachen haben:

- Eine Schädigung der Nervenbahnen, die die Weiterleitung von Nervenimpulsen, die sexuelle Reize vermitteln, behindern.
- Unwohlsein wegen körperlichen Einschränkungen, wie z.B. Spastik, Fatigue oder Depressionen.

- Scham wegen Blasen-/Darmfunktionsstörungen, oder wegen der Diagnose MS an sich.
- Medikamente, die symptomatisch gegen die MS eingesetzt werden, vor allem Antidepressiva und Antispastika.

Wenn Sie unter Störungen dieser Art leiden, dann fassen Sie sich ein Herz und sprechen Sie mit dem Partner darüber. Sagen Sie ihm, welche Ängste und Wünsche sie haben. Wer darüber spricht, hat den wichtigsten Schritt zur Besserung der Probleme bereits getan! Wenn Sie sich dazu nicht überwinden können, dann geben Sie Ihrem Partner dieses Buch zu lesen, so erfährt er die Ursachen für Ihre mangelnde Lust, versteht, dass es nicht an ihm liegt und kann den ersten Schritt zu einem offenen Gespräch tun. Ein befriedigendes Sexualleben ist sehr wichtig für die Partnerschaft und wird auch Ihr körperliches und seelisches Selbstbewusstsein stärken. Sie werden fühlen, dass Sie nicht nur eine *kranke Person-*, sondern auch eine Frau/ein Mann sind, die/der Bedürfnisse hat und Bedürfnisse erfüllen kann.

****

Man muss sich weder mit Depressionen, noch mit Blasen-/ Darmentleerungsstörungen, noch mit sexuellen Defiziten abfinden! Nicht in der heutigen Zeit, in der man offen über alles sprechen-, und sowohl psychische, als auch medikamentöse Hilfe bekommen kann.

****

Alles Einstellungssache?

Es gibt Menschen, die fest davon überzeugt sind, dass man mit der inneren Einstellung die MS überlisten kann. Soweit würde ich mich zwar nicht aus dem Fenster lehnen, aber ich glaube, dass eine negative Einstellung die MS-, vor allem aber den Gemütszustand verschlechtern kann.
Meine Diagnoseschübe waren sehr heftig und aggressiv. Zusammenfassung: Ich konnte ohne Hilfe nicht essen, bzw. musste man mir das Essen wie einem Kleinkind schneiden. Trinken konnte ich nur mit Strohhalm, weil ansonsten alles aus dem linken Mundwinkel wieder herauslief. Wenn es mich am Kopf juckte und ich mich kratzen wollte, landete ich am Rücken, weil meine Hände einfach nicht mehr koordinieren konnten. Ich wusste nicht, ob ich in die Hose gepinkelt hatte, oder sich meine Körpermitte einfach nur warm und *komisch* anfühlte (Anmerkung: Es lag an der zweiten Option). Ich hatte in der linken Gesichtshälfte so starke Schmerzen, die für mein Empfinden selbst die der Geburt meiner Tochter übertrafen. Meine Hände funktionierten gleich null. Wenn ich baden ging, musste mich jemand beim Einstieg festhalten. Ich hatte ständig das Gefühl eines viel zu engen Gürtels unter der Brust, abgesehen davon, dass mein kompletter Körper taub und gefühllos war. Mein linkes Auge und mein linker Mundwinkel zuckten kontinuierlich... morgens beim aufstehen, abends beim einschlafen und zwischendrin sowieso. Ich hatte starke Doppelbilder und schielte aufgrund dessen. Von einem Neurologen ließ ich mir einmal erklären, wie das passieren konnte, da man zwar oft von Doppelbildern bei MS hört, jedoch selten in Verbindung mit Schielen. Er meinte, dass Doppelbilder immer von einer Fehlstellung der Augen ausgelöst werden. Ist diese Fehlstellung nur leicht, sieht man es äußerlich nicht. Ist sie stark, dann äußert sie sich in Schielen. Abgesehen von all diesen Beschwerden konnte ich eine Weile nicht mehr ohne Rollstuhl, bzw. Hilfe laufen, zum einen weil ich meine Beine nicht mehr spürte, zum anderen wegen des starken Schwindels. Natürlich kamen all diese

Symptome/Schübe nicht auf einen Schlag. Je mehr Angst ich hatte (ehe ich wusste, was mit mir los war), umso schlechter ging es mir... nicht nur psychisch, sondern auch (und vor allem) körperlich.
Nun ist es aber so, dass ich die MS erwiesenermaßen schon länger hatte. Aber: warum hab ich sie nie vorher so heftig gespürt? Warum hatte ich vorher nicht so fiese Schübe? Natürlich kann ich mich irren, aber ich glaube, dass die MS so böse zuschlug, als ich wegen dem Tod meiner Mutter psychisch am Ende war und wegen der Renovierung wirklich extrem gestresst war. Vielleicht taten die Gifte, die ich über Kleber, Farben und Lacke zwangsläufig einatmete den Rest? Ich weiss es nicht und werde es wahrscheinlich nie erfahren. Ich weiss nur, dass es mir umso schlechter ging, je mehr ich mich meiner Angst hingab. Besserung trat schrittchenweise erst ein, als ich meine Diagnose hatte und den Grund für meine Symptome kannte. Man könnte jetzt sagen, dass es mir aufgrund der Medikation besser ging und im Falle des Cortisons ist das sicher auch richtig. Doch den Interferonen, welche ich spritze, war es damals kaum zu verdanken, da sie mehrere Monate Anlaufzeit brauchen. Immerhin hatte ich seitdem keinen Schub mehr, toi toi toi!
Das Zusammenspiel zwischen Körper und Psyche ist nicht zu unterschätzen. Ich glaube absolut, dass Stress und Negativität den Krankheitsverlauf beeinflussen und Schübe fördern. Dabei muss man auch zwischen Stress und *Stress* unterscheiden. Es gibt MS'ler, denen selbst positiver Stress schadet, z.B. Vorbereitungen zu einer Feierlichkeit. Stress in der Arbeit dagegen vertragen sie. Jeder Betroffene wird auf Dauer selbst herausfinden, was ihm gut tut und was er besser meiden sollte. Traurigkeit, Kummer, Ängste und Trauer sind auf alle Fälle Gift für **alle**... für Menschen mit MS noch ein bisschen mehr, weil sie uns einen Schub bescheren können, der schlimmstenfalls eine Behinderung zurück lässt.
Man kann leider nicht jeden Stress und jedes negatives Gefühl von sich fernhalten. Wenn ein lieber Mensch stirbt, dann sind wir in Trauer und wenn wir Probleme haben, dann plagt uns der Kummer. Aber müssen wir uns tagelang über einen Kollegen oder den Chef aufregen? Kurz ärgern und schimpfen tut es auch. Müssen wir einen

bösen/dummen Spruch -egal von wem- schlucken, bis es in uns rumort? Nein, wir dürfen uns wehren und genauso blöd antworten, das befreit sehr. Müssen wir Probleme und Geldsorgen Nacht für Nacht mit ins Bett nehmen? Vielleicht sieht es am nächsten Tag schon ganz anders aus... BESSER! Und wenn nicht am nächsten Tag, dann eben Wochen/Monate später.

So sollte man es mit allen Dingen halten: man kann nicht jedes Gift vermeiden, weder im Essen, noch in der Umwelt, noch im Leben. Also versuchen wir doch wenigstens das von uns fernzuhalten, was in unserer Macht liegt.

Ich rauche (leider) immer noch, manchmal trinke ich Alkohol, manchmal hab ich so wenig Zeit, dass ich statt frischen Möhrchen die aus der Dose nehme, oder meiner Tochter und mir eine Tiefkühlpizza in den Ofen werfe. Manchmal hab ich in der Arbeit so viel Stress, dass ich gar nicht merke, schon drei Tassen Kaffee getrunken zu haben. Manchmal habe ich einfach Lust auf eine Cola und ungesundes Fastfood. Manchmal vergesse ich meine Krankheit, übernehme mich körperlich und bereue es hinterher, wenn die MS zickt. Und manchmal bin ich so genervt, dass ich mich -trotz guter Vorsätze- kurzzeitig wieder über Kleinigkeiten aufrege. **Na und? Ich bin nicht nur eine MS-Kranke, ich bin ein erster Linie EIN MENSCH!** Aber ich lebe auch Tag für Tag mit der Krankheit und bin mir bewusst, welche Schäden sie anrichten kann. Deshalb steuere ich zu einem besseren Zustand alles bei, was ich kann, ohne dabei auf zuviel zu verzichten.

Ich war früher der Pessimist in Person. Freunde nannten mich auch gerne *„die Schwarzseherin"*. Der Himmel war nie blau, sondern grau, maximal mit einer leicht bläulichen Verfärbung. Es mag komisch klingen, aber durch die MS bin ich ein viel positiverer Mensch geworden. Für manche Geschmäcker vielleicht *zu* positiv. Es gibt Menschen, die nehmen mir nicht ab, dass es mir so gut geht, wie ich vorgebe, nachdem was mir zustieß. Ja, alles war sehr heftig, es ging mir sehr schlecht und auch ich fragte mich des öfteren *WARUM? Was habe ich verbrochen, dass es nun so dicke auf mich hereinprasselt?* Ich bin ein eher spiritueller Mensch, der an Karma

und Schicksal glaubt. Meine Freundin dagegen ist sehr rational. Während ich nach Sinn und Karma meiner Krankheit fragte, hatte sie ihre Erklärung sehr schnell parat: „Wir hatten ein ähnliches Leben, ähnliche Schicksale, aber Du hast MS und ich nicht“, meinte sie. „Die Erklärung dafür ist, dass Du irgendwelche Dinge mit Dir herumschleppst, seien es genetische, seien es umweltfaktische, die ich nicht habe.“ Ja, damit hat sie wahrscheinlich Recht...
Ich spiele niemandem etwas vor. Mein Umfeld bekommt meine Launen zu spüren: wenn ich gut drauf bin, dann bin ich das wirklich. Und wenn ich mal schlecht drauf bin, dann vertusche ich das nicht. **Nicht mehr!** Denn früher tat ich das durchaus. Man sagt der MS nach, dass sie die Krankheit der Perfektionisten sei... deren, die sich ungern Fehler eingestehen, die oft eine Maske tragen, um ihr wahres Ich zu verstecken. Und das widerspricht sich nicht zu den möglichen, bisher erforschten faktischen Ursachen! Das eine schließt das andere nicht aus und für meinen Teil kann ich dieser These auch nicht widersprechen. Ich war extrem perfektionistisch und das fing schon bei Kleinigkeiten an. Wenn ich beispielsweise beim Schreiben eines handschriftlichen Dokuments zwei Millimeter über den Zeilenrand schrieb, schrieb ich das komplette Dokument nochmal neu. Wenn ich wider Willen doch einmal meine Gefühlslage nach außen trug, dann schämte ich mich hinterher schrecklich dafür. Ungeschminkt verließ ich nie aus dem Haus, um meine Fassade zu wahren. Heute ist das anders. Ich bin nicht perfekt, war es niemals und werde es nie sein! Sehe ich im TV Promis ohne Ecken und Kanten, die pausenlos lächeln, immer hübsch aussehen, ein scheinbar perfektes Leben führen und ständig sooo gut gelaunt sind, dann finde ich das einfach nur öde und anstrengend. Nein, so will ich gar nicht sein! Ich bin perfekt in meiner Imperfektion und das ist auch gut so.

***

Ich hatte eine sehr depressive Phase nach meiner Diagnose: Erstmal ging es mir psychisch wirklich gut! Ich wusste endlich, was mit mir los war und mir wurde geholfen. Das Beziehungsende und die Trauer um meine Mutter rückten vorerst in den Hintergrund, weil ich mich voll und ganz auf's Genesen konzentrierte. Doch ein paar Wochen später wurde der Kummer immer präsenter. Ich realisierte die fiese Trennung von meinem Ex und auch die Trauer kam wieder öfter in mir hoch. Wie oft wünschte ich mir, mit meinen Eltern über meine Krankheit zu reden, Trost von ihnen zu bekommen. Und sobald die MS in Form von bunten Symptomen zickte, kamen Verzweiflung, Angst und Traurigkeit auf. Die Nebenwirkungen der Interferone taten den Rest: Sonntag, Dienstag und Donnerstag waren (und sind) meine Spritztage. Das hieß Sonntag Abend lag ich mit Grippesymptomen flach, Montag hatte ich Gliederschmerzen und manchmal auch Kopfschmerzen, Dienstag ging es mir tagsüber wieder gut, aber abends musste ich ja erneut spritzen. Mittwoch hatte ich dann ebenfalls mit den Nachwirkungen zu kämpfen, Donnerstag wieder injizieren, Freitag den Rest der Nebenwirkungen aussitzen... der Samstag war dann endlich beschwerdefrei, vorausgesetzt die MS ärgerte mich nicht, und Sonntag „grüßte schon wieder das Murmeltier". Depressive Verstimmungen blieben da nicht aus. Ich wollte einfach wieder mein altes Leben zurück: meine Gesundheit, meine Eltern, meine Beziehung. Besser wurde es, als die Nebenwirkungen der Interferone nachließen, die MS sich ruhiger verhielt und mein Ex zu mir zurück wollte, denn diese Genugtuung pushte mich auch etwas hoch. Nach diesem Tief folgte dann endlich wieder ein Hoch. Ich fand zu meiner eigentlichen Einstellung zurück: *wenn Dir etwas nicht gefällt, oder Dich unglücklich macht, dann ändere es, oder akzeptiere es, aber jammere nicht über Dinge, die Du beeinflussen könntest.* So versuchte ich die MS positiv zu beeinflussen, sei es mit (alternativen) Therapien, sei es mit der Einstellung. Und ich akzeptierte, dass ich sie ein Leben lang haben werde, ohne weiterhin meiner vorherigen Gesundheit nachzutrauern. Mit diesem innerlichen Wandel bekam ich ein ganz anderes Lebensgefühl. Ich hatte mehr Selbstbewusst-sein, sah mich nicht mehr als die „behinderte Abgelegte". Nachdem ich mich eine Weile auch optisch hängen ließ, nach dem Motto *krank muss man nicht hübsch aussehen*, lebte ich auch in dieser Sache wieder auf, ging zum Friseur und gönnte mir ein paar neue Klamotten. Und während ich vorher ernsthaft überlegte, meinem Ex noch eine Chance zu geben, schien mir dieser Gedanke plötzlich total absurd. Ja, ich habe MS! Aber musste ich mich deswegen nach Belieben ein-/austauschen lassen? NEIN, denn mit oder ohne MS – ich war noch immer der selbe Mensch! Vielleicht sogar ein **etwas (!)** besserer Mensch, denn während ich vorher eine kleine „Drama-Queen" war, überließ ich solche „Zickereien" nun NUR noch der MS. Ich ging wieder öfter aus, bemerkte, dass die Welt mich noch genauso wahrnahm, wie vor meiner Erkrankung. Der Fokus lag nicht mehr auf der MS und den negativen Ereignissen, sondern auf MEINEM LEBEN!

****

Die MS ist nicht das Ende des Lebens!

****

Dessen wurde ich mir schlagartig bewusst.
Eine kleine Rolle für diesen Gedankenwandel spielte auch ein bestimmtes Lied: *„Ich liebe diese Tage"* von Kris *feat.* Dante Thomas:

Es ist sieben Uhr dreißig,
die Sonne scheint,
der Himmel ist blau,
Baby so soll es sein.
Ich pack' meine Sachen,
heute geht's zum Strand.
Im Radio laufen Kuhlage und Hardeland.
Gedanken, Geister und schwarze Wolken,
die mich in letzter Zeit verfolgten
sind ab heute für immer weg.
Das Leben hat mich wieder, heute ist perfekt.
Ich hör' Lieblingslieder auf Dauerschleife,
erinner' mich an bunte Zeiten.
Mein Leben ist 'ne Party,

nichts was mich noch stört,
Ab jetzt wird's laut,
denn leise kann ja niemand hören.
Denn leise kann ja niemand hören.
Ich liebe diese Tage,
egal wie scheisse es war,
ich will mich nicht beklagen.
Ich liebe diese Tage.
(Play my music in the sun).
Ich verbrenn' mein altes Leben auf dem Hinterhof,
geh wieder laufen, mach mich fit,
jetzt geht es los.
Bestell' nie mehr Fastfood,
nur noch Self-Made-Essen,
genieß' den Tag,
hör' auf mich selbst zu stressen.
Ich scheiss' auf meine Texte,
sitz' im Studio,
mach alles neu, alles besser,
jag' die Bude hoch.
Kein Chef, keine Termine,
alles geht von selbst, die perfekte Welt...

Dieses Lied verfolgte mich regelrecht nach meiner Diagnose. Wahrscheinlich verfolgte es sehr viele Menschen, schließlich war es der Sommerhit 2012. Doch nachdem ich es gefühlte 1000 mal im Radio hörte, fragte ich mich, ob es mir vielleicht etwas sagen will. Und letztendlich gab es mir auch einen Schubs in die richtige Richtung.
Und wo wir gerade bei *Musik* und *Einstellung* zur MS sind: der Song zum MS-TV-Spot ist *Beautiful Day* von U2. Manche Erkrankte regen sich darüber auf, finden das Lied unpassend, nach dem Motto *schaff Dir MS an, dann wird jeder Tag wunderschön*. Ich sehe es anders: **auch mit Multipler Sklerose kann jeder Tag wunderschön sein!**

****

Wir wissen nicht, wann der nächste Schub kommt. Warum sollen wir uns also die schubfreie Zeit vermiesen? Wir wissen nicht, ob/was der nächste Schub hinterlässt. Warum über ungelegte Eier philosophieren und uns davon runterziehen lassen? Weiss ein gesunder Mensch, was ihn morgen erwartet oder wie es ihm morgen geht? Wir leben in der Gegenwart! Egal ob mit oder ohne MS.
Trauern wir nicht dem hinterher, was uns die MS genommen hat, sondern freuen wir uns über das, was wir durch sie neu entdeckt haben!

****

Es wäre anmaßend zu behaupten, dass man mit einer positiven Lebenseinstellung die MS los wird. So ist es nicht! Aber ich glaube, dass man sie damit positiv beeinflussen kann und das betrifft nicht einmal unbedingt die Schubrate oder eventuelle Behinderungen, sondern vielmehr das Lebensgefühl und die Lebensqualität. Es gibt sehr positive MS'ler, die trotzdem im Rollstuhl sitzen, oder anderweitig behindert sind. Der Unterschied zu negativ eingestellten Erkrankten ist der, dass sie weder ihr Leben, noch den Rollstuhl verfluchen, sondern ihn als Hilfsmittel sehen, welches ihnen -trotz ihrer Behinderung- Fortbewegung ermöglicht. Sie sind nicht verbittert oder traurig deswegen, sondern froh, dass sie diese Alternative haben. Und so lebt es sich in jedem Fall besser und positiver!

Auf die Dauer der Zeit nimmt die Seele die Farbe Deiner Gedanken an.
-Marc Aurel-

Viele Erkrankte sind außerdem zu sehr auf die Angst fixiert, eines Tages im Rollstuhl zu sitzen und vergessen dabei, sich auf andere Symptome und Beschwerden zu konzentrieren, die mindestens genauso schlimme Folgen haben können. Ein paar davon möchte ich Ihnen aufzeigen:

Primäres Symptom	**Sekundäre Beschwerden**
Sensibilitätsstörungen, Sehstörungen, Lähmungen. Gleichgewichtsstörungen	Sturzgefahr, Knochenbrüche, Verletzungen
Blasen-/Darm-funktionsstörungen, Spastik, Fatigue	Schlafstörungen, Harnwegsinfektionen, Schmerzen
Schluckstörungen	Lungenentzündung
Kognitive Störungen, Tremor, Schmerzen, Sprachstörungen	Verminderung der Alltagsaktivitäten

Als tertiäre (gefolgt auf sekundär) Probleme können weiterhin auftreten:

- Depressionen
- Weitere gesundheitliche Probleme
- Probleme am Arbeitsplatz, bis hin zur Arbeitslosigkeit
- Beziehungsprobleme/Trennung
- Verlust der Selbständigkeit
- Vereinsamung

Keinesfalls möchte ich damit Ihre Angst schüren! Ganz im Gegenteil, denn das würde den Sinn dieses Buch's total widersprechen. Es soll Ihnen nur zeigen, dass eine MS nicht immer auf Rollstuhl hinausläuft, sondern man sämtliche Beschwerden behandeln lassen sollte, ohne sich auf die Angst vor dem Rollstuhl zu fixieren.

Es ist gar nicht so schwer, eine positive Einstellung zur MS zu bekommen. Ein paar Tipps, die sich bei mir bewährt haben (abgesehen von der *freundschaftlichen Annäherung*), möchte ich an Sie weitergeben: manchmal nehmen wir uns etwas vor, können es aber nicht einhalten, weil es uns nicht gut geht. In solchen Momenten neigen wir dazu, die MS wiederholt zu verfluchen. Üben Sie daher keinen Druck auf Sie selbst aus. Gönnen Sie sich Ruhepausen, widmen Sie sich ihren Hobbys, versuchen Sie Neues und finden Sie Wege, sich abzureagieren. Bei mir klappt das wunderbar mit putzen und Hausarbeit. Damit betätige ich mich körperlich und kann dabei meinen Gedanken nachgehen. Sind sie negativ, dann schrubbe ich das zu putzende Teil auch mal etwas grober. Danach geht's mir besser. Und wissend, etwas erledigt zu haben, kann ich mich hinterher ohne schlechtes Gewissen auf die Couch lümmeln und ruhen. Ich schätze mir mein Zuhause nun noch mehr, als vor der Diagnose. Es ist meine „*Wohlfühloase*", in die ich mich zurückziehen kann, wenn mir alles zuviel wird. Darum achte ich darauf, dass dort auch alles so ist, wie ich es haben möchte: verschiedene Beleuchtungen, je nach Stimmung, hübsche Deko, kuschelige Decken, Kerzen, Sauberkeit, auch mal Unordnung, wenn ich mich zum Aufräumen nicht aufraffen kann.
Ernähren Sie sich ausgewogen und gesund, aber „sündigen" Sie auch, wenn Ihnen danach ist. Man sollte nicht täglich entzündungsfördernde Lebensmittel zu sich nehmen (dazu später mehr), aber man muss auch nicht dauerhaft darauf verzichten. Wenn Sie an einem Tag Fastfood hatten, dann essen Sie eben am nächsten Tag einen Gemüseeintopf und naschen häufiger vom Obstteller.
Finden Sie einen Neurologen, dem Sie vertrauen und zu dem Sie einen Draht haben. Manchmal klappt das schon beim ersten Versuch, manchmal braucht man mehrere Anläufe. Mein erster Neurologe ging weder auf meine Schwierigkeiten und Symptome, noch auf meine Fragen ein. Er wimmelte mich ab, hielt Ergotherapie und Krankengymnastik für „unnötig", versuchte mich zu Medikamenten zu überreden, die ich nicht nehmen wollte und nahm sich keine Zeit. Nach meinem zweiten Besuch bei ihm stand für mich fest, dass ich

bei ihm nicht in Behandlung bleiben wollte. Beim zweiten Neurologen hatte ich Glück: er ist nicht so „pseudoautoritär“ wie manch anderer Arzt, lacht mit mir , nimmt mich ernst, geht auf meine Fragen ein und ist bezüglich Therapien und Medikationen sehr offen.
Ihr Neurologe wird der Arzt sein, mit dem Sie voraussichtlich am meisten zu tun haben... ein Leben lang. Vielleicht werden Sie unangenehme Themen mit ihm besprechen und Sie müssen seinen Empfehlungen Glauben schenken. Deswegen ist ein Vertrauensverhältnis zu Ihrem Neurologen äußerst wichtig und trägt einen Teil dazu bei, die Krankheit anzunehmen.
Versuchen Sie verschiedene Medikationen für Ihre Beschwerden und lassen Sie dabei regelmäßig Ihre Blutwerte kontrollieren. Wir wollen ja nicht ein Symptom loswerden und dafür eine neue Beschwerde dazugewinnen. Ich lasse meine Werte einmal im Quartal vom Hausarzt bestimmen.
Und vergessen Sie nicht, dass die MS nicht an allem Schuld hat. Auch bevor wir von ihr wussten hatten wir Phasen, in denen nichts so klappte, wie wir wollten.

****

Achten Sie auf sich, stehen Sie zu sich und Ihren Schwächen, lassen Sie Ihre Symptome behandeln und keine Unzufriedenheit aufkommen. Gehen Sie alles mit einer Prise Optimismus an. Dann kann man mit MS besser leben, als es zuerst scheint.

****

Was ich Ihnen unbedingt empfehlen möchte, ist der Austausch mit anderen MS-Erkrankten. Das kann sowohl in einer persönlich besuchten Selbsthilfegruppe geschehen, als auch online in Foren oder Gruppen in sozialen Netzwerken. Anhand von negativeren Beispielen sieht man, wie gut es einem selbst doch eigentlich geht, oder anhand positiver Beispiele, wie angenehm es sich mit Multipler Sklerose leben lässt. Durch andere Erkrankte lernt man die MS mit all ihren Facetten kennen, beginnt sie zu begreifen und zu

akzeptieren. Wenn man Fragen zur Krankheit hat, die man in *verständlichen* Worten erklärt haben möchte, findet man immer eine Anlaufstelle. Man bekommt Wissen und Tipps zu Therapien und Begleitbehandlungen. Wenn man sich schlecht fühlt, wird man verstanden und wenn man sich gut fühlt, wird die Freude geteilt.
Schließen Sie sich einer MS-(Selbsthilfe)Gruppe an. Gegenseitig können Sie sich dabei unterstützen, eine positive Einstellung zur MS zu bekommen. Wenn uns andere MS'ler nicht verstehen, wer dann?

Meine persönlichen MS-Therapien

Ich persönlich baue auf eine Kombination schulmedizinischer und alternativer Therapien. Letztendlich muss jeder Erkrankte für sich selbst herausfinden, was ihm und der Krankheit gut tut, daher sollen meine Erfahrungen keinesfalls ein Leitfaden für jedermann sein!

Beta-Interferone
Ich weiss, dass diese Basistherapien umstritten sind. Fakt ist aber, dass sie die Schubrate um circa 30% senken. Ob das nun „zu wenig" ist, im Gegensatz zu den Nebenwirkungen, die man meistens in Kauf nehmen muss, sollte jeder MS-Kranke für sich entscheiden.
Ich wurde damals in die Basistherapie „reingeschubst". Die Erklärungen über Für und Wider gingen an mir vorbei, weil ich noch in einer Art Schockzustand war. Da ich aber beinahe *alles* getan und probiert hätte, um diesen Albtraum hinter mir zu lassen, zweifelte ich keine Sekunde daran, es mit den Interferonen zu versuchen.
Ich mache eine Basistherapie mir *Rebif*, schlich mit 8,8 mg, über 22 mg, bis hin zu 44 mg ein. Bei 8,8 mg spürte ich noch gar nichts, mit 22 mg hatte ich zwar meistens einen „dumpfen Schädel" und leichten Schüttelfrost, aber es war gut auszuhalten. Erst mit 44 mg kamen stärkere Nebenwirkungen: Fieber, Schüttelfrost, Kopf- und Gliederschmerzen... verschreibungspflichtige Schmerz- und Grippe-medikamente dämmten die Beschwerden *nur* ein, d.h. ich spürte sie trotzdem. Oft wurde ich von einem schlimmen Schüttelfrost geweckt und konnte nicht mehr einschlafen. An Weggehen war an den Spritztagen überhaupt gar nicht zu denken! Nach ca. zwei Monaten waren sie mit *Ibuprofen 600 mg* gar nicht mehr spürbar. Weitere zwei Monate später taten es auch frei käufliche Medikamente, sprich *Ibuprofen 400 mg*. Und mittlerweile brauche ich nur manchmal eine halbe Tablette zu den Spritzen. Andere Schmerz-/Grippemedika-

mente, wie *Aspirin* und *Paracetamol* helfen mir zwar wunderbar bei Grippe und Erkältung, leider aber nicht bei den Injektions-Nebenwirkungen.

Ein weiteres Contra der Basistherapie besteht darin, dass das Immunsystem heruntergefahren wird. Nach einigen Monaten, in denen ich *Rebif* spritzte, wunderte ich mich darüber, dass ich so oft krank war und vermutete bereits einen Zusammenhang zu dem Medikament. Immerhin war ich vorher so gut wie nie krank. Als ich dann das dritte mal innerhalb 6 Wochen mit Fieber flach lag, rief ich meine MS-Schwester an und fragte sie, ob das Zufall sei. Nein, kein Zufall. MS-Kranke haben ein zu aktives Immunsystem und Rebif greift genau da ein, meinte sie.

Das Spritzen an sich verlangt natürlich auch Überwindung. In den ersten beiden Wochen bat ich meine Schwester und meine Schwägerin, das für mich zu erledigen. Dann traute ich mich alleine. Und mittlerweile spritze ich auch schon mal zwischen Tür und Angel, wenn ich es eilig habe. Manchmal piekst es ein bisschen, manchmal spüre ich gar nichts. Ich muss dazu sagen, dass *Merck Serono*, die Herstellerfirma von *Rebif* auch wirklich tolle Alternativen für jedermann anbietet: Für die „Harten" gibt es die ganz normalen Fertigspritzen, wie man sie z.B. auch in Form von „Thrombosespritzen" (= *Heparin*) kennt. Dazu gibt es, bei Bedarf, den *Rebiject*, ein Injektor, in dem man die Fertigspritze vor dem injizieren mit wenigen leichten Handgriffen einbaut. Ähnlich sind die Fertigpens, genannt *Rebidose*. Das Prinzip ist ähnlich wie beim Injektor, nur dass in dem Pen bereits die Injektionslösung ist und man damit sofort, ohne weitere Vorbereitungen, spritzen kann. Bei beiden Methoden (Injektor und Fertigpen) sieht man die Nadel nicht. Man setzt die Injektionshilfe einfach an Bauch, Schenkel, Po oder Oberarme an, drückt oben auf ein Knöpchen, wartet 15 Sekunden (damit das gesamte Medikament gut aufgenommen wird) und legt die Hilfe wieder ab. Und zu guter Letzt gibt es noch den *Rebismart*, eine elektrische Injektionshilfe, die man mit kleinen Patronen füllt, in denen sich das Medikament befindet. Auch hierbei muss man nur auf ein Knöpfchen drücken, ohne die Nadel zu sehen. Ich spritzte zuerst

mit dem *Rebiject*, doch dann ging er im Urlaub kaputt, was zur Folge trug, dass ich dort mit den Fertigspritzen manuell injizieren musste. Deshalb stieg ich hinterher auf *Rebidose* um, die Fertigpens. Sie brauchen im Kühlschrank ziemlich viel Platz, aber das sehe ich nicht als Problem. Für Betaferon, Avonex und Copaxone gibt es derzeit nur die Fertigspritzen und als „Spritz-Hilfe" Injektoren.
Bevor Sie eine Basistherapie mit Interferon oder Glatiameracetat beginnen, wird Sie eine von der Herstellerfirma angestellte MS-Schwester zuhause besuchen und bezüglich des Medikaments und des Spritzens schulen. Injektionshilfen, Kühlpads, Spritzen-Behälter, Alkoholtupfer, Kühltaschen usw. bekommen Sie -selbstverständlich kostenlos- von der Herstellerfirma.

Doch was bewirken Interferone eigentlich? Interferone sind im Körper vorkommende natürliche Substanzen, die Botschaften zwischen den Zellen vermitteln und eine wichtige Rolle im Immunsystem spielen. Es handelt sich dabei um normalerweise im Körper gebildete Eiweiße (Proteine). Interferone nehmen an der Zerstörung von entzündungserzeugenden Mikroorganismen teil und beheben den entstandenen Schaden. Für die Behandlung der Multiplen Sklerose ist nur *Interferon beta* von Bedeutung. Das greift gezielt in die gestörten Vorgänge des Immunsystems ein und bewirkt durch entzündungshemmende Eigenschaften bestenfalls eine Stabilisierung des Zustands, weniger und schwächere Schübe und ein verlangsamtes Voranschreiten der MS.

Vitamin-D

Nach meiner Diagnose recherchierte ich natürlich mögliche Ursachen der MS und stieß dabei unter anderem auf Vitamin-D Mangel. So war es für mich nur logisch, dass ich mir in der Apotheke die Vitamin-D Pillen *Vigantoletten 1000* holte, nahm sie aber nur sporadisch ein.
Meinen ersten Neurologen fragte ich einmal, ob das seiner Meinung nach helfen könnte. „Gehen Sie in die Sonne, dann sparen Sie sich die Einnahme der Tabletten", antwortete er trocken. Mein zweiter

Neurologe sagte mir schon beim Erstgespräch **von selbst**, dass er mir *Dekristol 20.000* aufschreiben wird, ein hochdosiertes, verschreibungspflichtiges Vitamin-D Präparat. Sollten wir nicht vorher meinen Vitamin-D Spiegel bestimmen?", fragte ich.
„Ich habe nicht wenige MS-Patienten und wirklich keiner von ihnen hatte einen befriedigenden Spiegel. Sie wären die Erste. Wir kontrollieren Ihren Wert, aber nehmen Sie die Tabletten ruhigen Gewissens ein, bis wir die Ergebnisse haben. Außerdem hat beim derzeitigen Wetter niemand eine ausreichende Vitamin-D Zufuhr" (Anmerkung: das war im Winter).
So nahm ich zweimal die Woche besagte *Dekristol 20.000* ein und nach wenigen Tagen stellte sich anhand meiner Blutwerte heraus, dass mein Vitamin-D Wert tatsächlich viel zu niedrig war. Weitere drei Monate später ließ ich die Werte erneut vom Hausarzt kontrollieren und da lag er im optimalen Bereich.
Woher stammt die Vermutung, dass ein Vitamin-D Mangel MS auslösen könnte? Zum einen weiss man mittlerweile, dass Vitamin D zur Bekämpfung *sämtlicher* Autoimmunerkrankungen eine wichtige Rolle spielt. Also nicht nur MS, sondern auch Schuppenflechte, Sklerodermie, Diabetes Mellitus usw. Außerdem ist es verdächtig, dass MS überwiegend in kühlen Zonen mit geringer UV-Strahlung auftritt. Dem entgegen ist dieses Verhältnis in Norwegen, wo Vitamin-D in großen Mengen durch eine fischreiche Ernährung aufgenommen wird, nicht zu beobachten! Jedoch sollte diese Beobachtung mit Vorsicht interpretiert werden, da dieser positive Effekt auch durch die ebenfalls im Fisch enthaltenen hochkonzentrierten mehrfach ungesättigten Fettsäuren ausgelöst werden könnte.
In den letzten Jahren fand man dann in verschiedenen Untersuchungen einen Zusammenhang zwischen der Konzentration von Vitamin D im Blut (auch durch Einnahme von Medikamenten) und der Wahrscheinlichkeit, eine MS zu entwickeln. Laut diesen Beobachtungen könnte ein niedriger Vitamin-D Spiegel die Wahrscheinlichkeit einer MS erhöhen. Allerdings muss auch erwähnt werden, dass die Anzahl der bisher berichteten Fälle nicht ausreicht,

um gesicherte Aussagen darüber treffen zu können.
Wie gesagt wurden in den letzten Jahren durch Vitamin-D verschiedene Effekte auf das Immunsystem beschrieben. Es kann beispielsweise die Aktivierung der sogenannten T-Zellen bremsen und damit Entzündungsreaktionen, wie sie auch bei der Entstehung der MS eine Rolle spielen, verringern. Auch in Tierversuchen konnte man bereits Erfolge mit einer Gabe von Vitamin-D erzielen. Eine Einnahme von Vitamin-D Präparaten sollte unbedingt mit dem Arzt besprochen werden, denn eine zu hohe Konzentration von aktivem Vitamin-D im Blut kann langfristig zu schweren toxischen Wirkungen führen.

Einige Monate, nachdem ich mit der Einnahme der *Dekristol* begonnen hatte, reduzierte ich die Dosis auf eine Pille in der Woche. Schließlich war Frühling, die Sonne schien und ich meinte, dadurch ebenfalls Vitamin-D zu tanken. Circa vier Wochen später fühlte ich mich nicht gut, wegen mehrerer Symptome, die kamen und gingen... also kein Schub. Ich machte mir nicht weiter Gedanken darum, schließlich weiss man als MS'ler, dass solche Symptome auftreten können. Weitere vier Wochen später ließ ich routinemäßig mein Blutbild bestimmen, auch den Wert für Vitamin-D, gerade wegen der *Dekristol* Einnahme und weil ich es keinesfalls überdosieren wollte. Aber der Wert lag wieder unter dem Minimum! Der Neurologe fragte mich, ob ich meine Pillen nicht mehr einnehme. „Doch“, sagte ich aus vollster Überzeugung. „Aber nur einmal in der Woche, weil ich jetzt im Frühling auch durch die Sonne eine Vitamin-D Zufuhr habe“.
Mein Arzt grinste schon bevor ich den Satz beendete: „Frau Fischer, um ausreichend Vitamin-D zu tanken, müssten Sie jeden Tag mit Bein- und Armfreier Kleidung mindestens fünfzehn Minuten in der Sonne sitzen. Und selbst dann wäre Ihr Wert vermutlich nur im Mittelfeld, was für einen gesunden Menschen in Ordnung ist. MS-Patienten sollen den Vitamin-D Spiegel aber so hoch wie möglich halten“.
Ab da nahm ich wieder zwei Pillen in der Woche ein. Und erst viel

später fiel mir auf, dass damit auch meine „MS-Wehwehchen", die vorher kamen und gingen, wieder nachließen.
Im Sommer 2013 hatte ich die Möglichkeit, an der Solar-Studie teilzunehmen, die die Wirkung von Vitamin-D bezüglich MS genauer untersucht. Nach reiflicher Überlegung und Gesprächen mit dem Professor entschied ich mich dagegen. Zu groß war die Angst, in die Placebo-Gruppe zu kommen und somit zwei Jahre lang auf Vitamin-D verzichten zu müssen. Für mich ist diese alternative Therapie daher absoluter Favorit.
Bisher gibt es klare Hinweise darauf, dass Vitamin-D die Schubrate senkt und den MS-Verlauf bremst.

Weihrauch (Boswellia Serrata)
In der Naturheilkunde wird Weihrauch auch als natürliches Cortison bezeichnet. Weihrauch wirkt entzündungshemmend, abschwellend und antimikrobiell. Da die Wirkung aber sehr komplex ist und im Zusammenhang mit der MS noch Studien laufen, kann man den Effekt nur an den Erfahrungsberichten experimentierfreudiger Probanden messen. So war es auch bei mir... obwohl Cortison umstritten ist, klammerte ich fest daran, nachdem eine Ärztin im Klinikum mir sagte, dass nichts Entzündungen so schnell abschwellen lässt, wie Cortison. Deswegen hatte ich auch wahnsinnige Angst davor, es (oral) auszuschleichen. Ich hatte Angst, dass sich in meinem Zentralen Nervensystem schon wieder neue Entzündungen bilden, die das Medikament eventuell sofort unterdrücken könnte. So suchte ich im Internet nach natürlichen Alternativen zum Cortison und stieß dabei auf Weihrauch und positiven, wie negativen Erfahrungen von MS-Patienten. Wobei man negativ nicht sagen kann... einige MS'ler fanden einfach, dass Weihrauch weder hilft, noch schadet, außer dem Geldbeutel.
Weihrauch kannte ich nur aus der Kirche. Doch wie nimmt man den zu sich? Inhalieren? Tabletten? Ich hatte wirklich keine Ahnung und rief daher in meiner Stamm-Apotheke an und fragte vorsichtig nach, wohlgemerkt, dass es der *Weihrauch H15* sein musste. Die freundliche Apothekerin meinte, dass sie davon Kapseln mit Weihrauch-

extrakt bestellen könne und ich stimmte zu. Nun ja, ich habe wirklich ein Problem damit, größere Tabletten/Kapseln zu schlucken. Besagte Weihrauch-Kapseln waren aber so riesig, dass ich sie unmöglich hätte schlucken können. So rührte ich das Extrakt von 3 Kapseln täglich in einen Joghurt und nahm es so zu mir. Und ich muss gestehen, dass es mir wie den Kritikern ging. Weder spürte ich negative Effekte (klar, Weihrauch hat keine Nebenwirkungen), doch auch meine Beschwerden ließen nicht nach... Sie liessen *weiterhin* nicht nach, muss ich korrekterweise sagen, denn trotz Cortison und trotz Basistherapie, blieben die meisten erstmal bestehen.
Irgendwann fand ich den Geschmack so scheußlich, dass meine Alternativmedizin die Enzyme wurden. Dazu später mehr.
Monate später hatte ich wieder Beschwerden, die sich in einem kribbelnden Kiefer äußerten. Panisch befürchtete ich, dass der schiefe Mund wiederkehren würde (denn genau so hatte er sich damals angekündigt) und da selbst eine erhöhte Dosis der Enzyme die Symptome nicht linderten, griff ich verzweifelt nochmal zum Weihrauch. Empfohlen wird eine Mindestmenge von 3x täglich 600 Milligramm. Da es aber schon Abend war, ich daher nicht mehr drei Dosen zu mir nehmen konnte, entschied ich mich zu der doppelten Menge, also 1200 Milligramm. Einige Stunden danach ließen meine Beschwerden nach. Zufall? Ich wusste es nicht. Jedoch wiederholten sich solche Fälle. Meistens war es das kribbelnde Kiefer, andere male aber auch Schwindel, verschwommenes Sehen, wackelige Knie usw. Da ich den Geschmack des Weihrauchs aber wirklich fürchterlich finde, griff ich immer erst im letzten Moment dazu, blieb aber bei der Dosis von 1200 Milligramm einmal täglich, da ich damit die besten Erfahrungen machte. Und immer ließen die Beschwerden nach, wenngleich auf diversen Seiten im Internet behauptet wird, dass er nur mehrmals täglich hoch dosiert und über einen längeren Zeitraum wirkt. Noch immer weiss ich nicht, ob es Zufall oder Wirkung war/ist, oder gar der „Placebo-Effekt". Ich weiss nur, dass es *mir* geholfen hat. Deswegen halte ich (für mich) daran fest!
Erwiesene positive Therapieerfolge des Weihrauchs liegen bisher bei

Polyarthritis, Gehirntumoren, Ödemen, Morbus Crohn und Asthma vor.

Enzyme

Enzyme sind Eiweiße, die der Körper für sehr viele Dinge benötigt. Sie setzen die Aktivierungsenergie herab und sorgen so für Reaktionen, die unter normalen Umständen nicht ablaufen würden. Für die Funktion des Organismus sind sie Voraussetzung, sprich: ohne könnten wir nicht leben!

Viele Enzyme sind körpereigen, andere jedoch müssen wir über Nahrungsmittel zu uns nehmen. Ananas, Bananen, Kiwi, Feigen, Papaya, Birnen, Gurken, Tomaten, Brokkoli und Zucchini sind natürliche Enzymlieferanten. Jedoch nehmen wir damit kaum den Wirkstoff auf, weil sie im Magen zersetzt werden. Anders ist das bei Enzymtabletten, z.B. *Wobenzym*, *Phlogenzym* und *Wobe-Mugos*. Die haben eine magensaftresistente Hülle und werden somit vom Körper optimal aufgenommen und verwertet. Der Hersteller schreibt zu den Anwendungsgebieten: „Entzündungen, funktionelle, nicht organisch bedingte Durchblutungsstörungen."

Im Falle der Multiplen Sklerose sollen Enzyme die Aktivität des Immunsystems regulieren und aktive Herde (= Entzündung) beruhigen. Daher sind sie sowohl zur Kurzzeitbehandlung, als auch zur Langzeitbehandlung geeignet.

Meine Erfahrungen mit Enzymen: mehr als drei Monate lang nahm ich täglich dreimal zwei Tabletten ein. Es ging mir dadurch nicht besser, aber auch nicht schlechter! Enzyme haben kaum Nebenwirkungen, in seltenen Fällen kann es zu Durchfall oder Allergien kommen. Nachdem ich also keine Veränderung durch die Enzym-Einnahme spürte, setzte ich sie wieder ab. Jedoch nehme ich sie (ähnlich wie den Weihrauch) als Stoßtherapie ein, wenn mich Symptome etwas heftiger plagen und/oder ich einen Schub befürchte. Das heisst an Tag-1 sechs Tabletten morgens, fünf Tabletten abends. An Tag-2 fünf morgens, drei mittags und zwei abends. An Tag-3 vier morgens, zwei mittags und zwei abends. Und ab Tag-4 dreimal täglich zwei, bis die Symptome verschwinden.

Manchmal konnte ich die Einnahme auch schon nach dem ersten Tag auf dreimal zwei Pillen pro Tag verringern. Mir persönlich hilft diese Stoßtherapie besser, als die konstante Einnahme. Fairerweise muss ich dazu sagen, dass es nicht immer zu einer Besserung kommt. In diesem Fall steige ich dann auf Weihrauch um. Aber die Enzyme sind bei jedem schwereren Symptom meine erste Wahl.

Krankengymnastik/Ergotherapie

Schon im Krankenhaus bekam ich Ergotherapie und sie hat mir viel gebracht. Da zu dem Zeitpunkt meine Hände vier Wochen komplett außer Gefecht gesetzt waren, hatte ich sie schon aufgegeben. Und das meine ich ganz wortwörtlich. Durch die Ergotherapie im Krankenhaus merkte ich, dass ich an meinem Körper noch „zwei Dinge dran hatte", die für den selbständigen Alltag absolut notwendig sind. Wenn die MS auf die Beine geht, dann ist das sehr schlimm, keine Frage! Aber für die Beine gibt es Hilfsmittel wie Stock, Rollator und Rollstuhl, die die Selbständigkeit zu einem großen Teil erhalten. Für die Hände jedoch gibt es NICHTS! Ich war total auf Hilfe angewiesen, sei es zum baden/duschen, zum essen, zum Haare kämmen, zur Hausarbeit etc.

Wie gesagt, durch die Ergotherapie kochte in mir der Wille auf, diese zwei kleinen „Anhängsel" wieder brauchbar zu machen. Und das wurden sie auch wieder. Zwar habe ich bis heute keine *normalen* Hände mehr, weil sie ständig kribbeln und leicht pelzig sind. Aber daran gewöhnt man sich. Wichtig ist, dass sie wieder funktionieren! Später bekam ich auch vom Neurologen Ergotherapie verschrieben. Dort erlernte ich wieder Feinmotorik, der Tremor (= zittern durch das Zusammenziehen einander entgegenwirkender Muskelgruppen) wurde viel besser und nach den Hand-Massagen fühlten sie sich beinahe wieder an, wie vor meiner Diagnose. Leider hielt dieses Gefühl immer nur ein paar Stunden an, aber immerhin. Nach insgesamt 20 Stunden Ergotherapie ließ ich mir keine weiteren Stunden mehr verschreiben, aber Übungen mache ich weiterhin. Wenn meine Hände mal wieder besonders stark kribbeln oder sehr steif sind (das passiert vor allem, wenn es kalt ist), massiere ich sie

abwechselnd mit einer Handbürste und einem Igelball. Und meine Feinmotorik trainiere ich mit Häkeln, Stricken und Basteleien.
Knapp ein halbes Jahr nach meiner Diagnose begannen bei mir die Spastiken in den Beinen. Genauer gesagt hatte ich sie schon drei Jahre vor meiner Diagnose, aber nur in leichter Form. Wer denkt da an MS? Mein Neurologe verschrieb mir natürlich Medikamente dagegen, aber auch Krankengymnastik. Nach meiner ersten Stunde war ich schockiert! Nach ein paar Dehnübungen, dreimal 15 Beinpressen (mit 3 kg) und einigen Übungen für die Arme, zitterten meine Beine und Arme bis am späten Abend. Ok, ich war noch nie ein Kraftpaket. Aber das bisschen Sport hätte mir einige Monate vorher nichts ausgemacht! Ich schämte mich schon fast ein wenig vor meiner Physiotherapeutin. Man mag es nicht glauben, aber schon nach meiner **dritten** Sitzung spürte ich eine **deutliche** Besserung! Am Crosstrainer war ich nach einer Minute nicht mehr aus der Puste, beim Beinstemmen schaffte ich vier Kilo und die Beine zitterten hinterher gar nicht mehr. Ebenso war es mit den Armübungen und Woche für Woche konnte ich die Gewichte steigern. Durch die gezielten Übungen und die Muskeldehnung verbesserten sich auch meine Spastiken. Manchmal wecken sie mich immer noch, denn vor allem nachts hab ich sie stark. Aber zumindest gibt es nun **überwiegend** Nächte, in denen ich schmerzfrei durchschlafen kann.

Ernährung

Ich bin skeptisch gegenüber sogenannter „MS-Diäten“, halte jedoch an einigen Richtlinien fest, was vor allem den Verzicht entzündungsfördernder Lebensmittel bedeutet. Das sind beispielsweise tierische Eiweiße, Weissmehl, Eier und raffinierter Zucker.
Ein leidenschaftlicher Fleisch- und Wurstesser war ich noch nie, deswegen fällt es mir nicht schwer, darauf nur noch 1-2 mal die Woche zurückzugreifen. Seitdem ich *-der MS sei Dank-* manchmal Schluckstörungen habe, bzw. manchmal einen mangelnden Schluckreflex, meide ich auch trockene Lebensmittel wie Brot und Brötchen, nachdem sie mir einige male im Hals stecken blieben. So war auch das kein schmerzlicher Verzicht. Anders sieht es bei Zucker

und Eiern aus. Ich liebe Süßes und ich liebe Eier! Aber es muss nicht jeden Tag ein Frühstücksei geben... 1-2 mal die Woche ist auch ok. Und Süßes esse ich noch immer 3-4 mal die Woche, nur eben viel weniger. Statt zwei großen Schokoriegeln esse ich nur einen kleinen. Statt einer Tafel Schokolade esse ich ein Rippchen Schokolade. Ich verzichte auf NICHTS! Bei Teigwaren achte ich darauf, dass sie ohne Eier sind und wenn das nicht vermeidbar ist, dann verzichte ich eben anderweitig darauf, d.h. in kein Frühstücksei, kein Kuchen etc. in dieser Woche. Fleisch kommt seltener auf den Tisch, stattdessen gibt es mehr Fisch. Brotwaren esse ich -wie gesagt- sowieso kaum, aber wenn ich mal Lust auf ein Brötchen habe, dann gönne ich es mir auch. Man muss einen Mittelweg finden, mit dem man gut leben kann: auf die Gesundheit achten – **ok!** Verzicht und Unzufriedenheit – **nein!**

Ähnlich war es mit dem Kaffee. Ich war eine Kaffeetante, unter drei Tassen morgens wurde ich nicht wach und unter zwei weiteren Tassen am Nachmittag war ich unausstehlich. Und wir reden hier von sehr großen Tassen! Jetzt trinke ich 1 bis maximal 3 **normal große** Tassen über den ganzen Tag verteilt. Dafür trinke ich mehr grünen Tee, der auch der MS entgegenwirken soll. Und morgens trinke ich fast immer ein großes Glas frisch gepressten Orangensaft.

Auch Magnesiummangel fördert Entzündungen! Ich halte nicht viel von Nahrungsergänzungen, aber Magnesium nehme ich hochdosiert zu mir.

Zum Mittagessen gibt es jetzt immer Gemüse oder Salat! Und wenn das mal gar nicht klappt, dann gibt es dafür eine größere Portion Obst. Während ich früher nur manchmal Obst aß, ist jetzt meine Obstschale zuhause immer voll. Und ich achte auf Abwechslung, also verschiedene Sorten: Äpfel, Birnen, Bananen, Weintrauben, Kiwis, Pflaumen, Ananas, Melonen, Orangen, Pfirsiche, Erdbeeren, Kirschen... die Auswahl ist saisonal so groß! Und auch mit Gemüse lässt es sich lecker kochen. Versuchen Sie doch mal, Ihre Gerichte mit Gemüse zu „strecken“. Ich habe die Erfahrung gemacht, dass Champignons, Tomaten, Zucchini, Paprika, Zwiebel, Knoblauch, Lauch etc. sich in sehr viele Gerichte mit „einbauen“ lassen. Selbst

in meine Bolognese-Soße kommen all diese Gemüsesorten hinein. Dabei wirken vor allem Knoblauch und Zwiebeln entzündungshemmend.
Außerdem achte ich darauf, möglichst wenig Konservierungsstoffe und andere chemische Zusätze zu mir zu nehmen. Das heisst so gut wie keine Dosen, Gläser, Fertiggerichte oder Knabbereien.
Fett sollte man ebenfalls meiden, d.h. Schweinefleisch, Geflügelhaut, durchwachsenes Rindfleisch, Vollmilchprodukte, Sahne, Mayonnaise, Butter etc. Fettarme Produkte dagegen sind in Ordnung. Die fetthaltige Creme Fraiche lässt sich z.B. sehr gut durch deutlich weniger fettige Saure Sahne ersetzen.
Alkohol **in Maßen** ist in Ordnung. Ich verzichte nicht auf *meine* Weissweinschorle, wenn ich Lust darauf habe. Auch ein Glas Bier trinke ich manchmal gerne. Hochprozentiges mochte ich auch vor der MS nicht, darum trinke ich es jetzt erst Recht nicht. **Nur während eines akuten Schubs und nach hochdosierter Medikamenteneinnahme gilt: Finger weg vom Alkohol!**

Vitamin-B12

Vitamin-B12 schützt vor einer Verkalkung der Arterienwände, ist wichtig für die roten Blutlörperchen und notwendig, um Folsäure zu aktivieren. Die Gefahr einer Unterversorgung besteht besonders nach schweren Darmerkrankungen, bei einer längeren Einnahme von Antibiotika oder bei Vegetarien/Veganern. Außerdem kann ein Mangel an Vitamin-B12 zu MS-ähnlichen Symptomen führen. Deshalb sollten gerade wir MS'ler auf eine ausreichende Vitamin-B12 Zufuhr achten. Auf natürlichem Weg findet man es in hochwertigem Fleisch, Fisch, Eiern, Milchprodukten, Sauerkraut u.v.m. Da ich vor allem Milchprodukte und Eier meide, spritze ich es einmal im Quartal an fünf aufeinanderfolgenden Tagen subkutan unter die Haut. So nimmt es der Körper am besten auf. Der heutige Kenntnisstand besagt, dass man Vitamin-B nicht überdosieren kann, denn zuviel aufgenommenes Vitamin-B scheidet der Körper aus.
Ob es mir hilft? Ehrlich gesagt – keine Ahnung! Ich weiss nicht, ob ich ohne diese Spritzen MS-ähnliche Symptome hätte und jedes mal

die Krise bekommen würde, ob sich da ein neuer Schub anbahnt. Fakt ist, dass ich seitdem selten starke-, und nie langwierige Symptome hatte. Ob es (auch) am Vitamin-B liegt oder nicht, ist dabei zweitrangig, denn abgesehen von seiner positiven Wirkung auf den Organismus, schützt es auch die Nervenscheiden, was bei der MS nicht unbedeutend ist. Falsch kann die Einnahme also keinesfalls sein.

Omega-3 Fettsäuren

Es ist erwiesen, dass in Küstenregionen, in denen viel Fisch (= reich an Omega-3 Fettsäuren) verzehrt wird, Multiple Sklerose viel seltener vorkommt. Bei der Forschung nach den Ursachen für die Multiple Sklerose stieß man also auf die These, dass Omega-3 Fettsäuren das Risiko an MS zu erkranken deutlich verringern. Auch das wollte ich genauer wissen: so kaufte ich mir knapp ein Jahr nach der Diagnose „Omega-3 Fettsäure-Kapseln" in einem Discounter. *Dreimal täglich eine Pille,* hiess es in der Packungsbeilage. Manchmal hielt ich mich daran, manchmal nahm ich weniger, manchmal nahm ich auch 4-5 Pillen pro Tag. Nach kurzer Zeit stellte ich fest, dass meine Hände weniger kribbelig wurden. Tatsache ist, dass der dauerhafte Schaden in meinen Händen durch das von der MS beschädigte Myelin (= „Schutzhülle" der Nerven) hervorgerufen wurde. Und um diese Nervenisolierung wieder einigermaßen aufzubauen, braucht das Gehirn Jod, B-Vitamine UND Omega-3 Fettsäuren.

Gerade MS'ler, welche ungerne oder selten Fisch essen, sollten diese Kapseln einnehmen. Aber Vorsicht: Die Kapseln sind nicht geeignet, wenn man eine Fischallergie hat! In diesem Fall sollte man lieber auf pflanzliche Omega-3 Fettsäure Quellen zurückgreifen, z.B. Rapsöl, Walnussöl, Leinsamenöl, Sojaöl, Paprika, Lauch, Sojabohnen, Spinat oder Margarine, die mit den guten Fetten angereichert wurde. Auch diverse Samen (z.B. Leinsamen) und Nüsse (vor allem Walnüsse) enthalten Omega-3 Fettsäuren.

Grüner Tee

Es gibt bereits deutliche Hinweise darauf, dass sich der Konsum von grünem Tee positiv auf diverse Erkrankungen und Organismen auswirkt, z.B. Krebs, Herz-/Kreislauf-Krankheiten, Blutdruck, Diabetes, Stoffwechsel, Allergien, Karies und auch Multiple Sklerose. Einer der Inhaltsstoffe wirkt entzündungshemmend und bremst daher angeblich auch die chronischen Entzündungen im ZNS. Ich habe Tee früher verabscheut. Viel lieber war mir da ein starker Kaffee und davon jede Menge. Seitdem ich mich mit alternativen Therapien zur MS befasse und dabei u.a. auf die heilende Wirkung des grünen Tee's gestoßen bin, überwinde ich mich und trinke mindestens einmal täglich eine Tasse davon. Auch hier gilt: schaden kann es nicht, im Gegenteil! **Doch vorsicht:** man darf ihn nicht überdosieren, d.h. man muss die Empfehlungen zu Ziehzeit, Temperatur, Dosierung, Aufguss unbedingt befolgen! Anderenfalls kann es zu Nebenwirkungen kommen: Herzklopfen, Schwindel, Nervosität, Schlafstörungen, Überempfindlichkeit der Brust (bei Frauen), Magenschmerzen, starken Harndrang, Hautreaktionen **und Verschlimmerung der Symptome bestehender Krankheiten**. Letzteres habe ich am eigenen Körper erfahren, als ich den Tee gewollt überdosierte. *Viel hilft viel*, dachte ich, so dass ich die Menge pro Tasse verdoppelte und dreimal so lang ziehen ließ, wie eigentlich vorgeschrieben. Wie sagt man? Gut gemeint ist in den seltensten Fällen auch gut gemacht! Darum halten Sie sich bitte an die empfohlene Zubereitung!

Ruhe

Die wichtigste MS-Therapie ist RUHE! Das heisst nicht, dass man künftig nur noch herumliegt, den Job kündigt und soziale Kontakte vernachlässigt. Vielmehr bedeutet es, auf den eigenen Körper zu hören. Jeder von uns kennt solche Situationen: man ist eigentlich müde, möchte sich gerne ein Stündchen (oder auch länger) ausruhen. Aber da wartet doch noch der Haushalt, oder das kaputte Auto, oder der Einkauf, oder der Kumpel/die Freundin, mir der/den man eigentlich verabredet war, oder oder oder... letztendlich plagt einen das schlechte Gewissen und man rappelt sich auf, obwohl man sich

gar nicht fit dafür fühlt. *Was Du heute kannst besorgen, das verschiebe nicht auf morgen* war früher NICHT mein Motto! Ich wollte alles gleich und sofort erledigt haben, um nicht im Zugzwang zu stehen. Heute sehe ich das anders: was ist schlimm daran, wenn der Haushalt noch einen Tag wartet? Wem juckt's, wenn das Auto einen Tag später repariert wird? Muss der Einkauf unbedingt heute sein? Irgendwas essbares hat man doch immer zuhause und wenn nicht, dann gibt es auch noch Lieferservices. Und sofern der Freund/die Freundin eine ehrliche Freundschaft pflegt, wird er/sie Verständnis haben, wenn man auch mal kurzfristig absagt. Ich konnte bis vor der Diagnose auch schlecht nein sagen, hab oft Dinge gemacht, die mir in dem Moment eigentlich zuwider waren. Damit ist nun Schluss! Und bei jedem NEIN, das ich ausspreche, empfinde ich keine Schuldgefühle, sondern Stolz. *Ich habe mich getraut! Ich habe -meiner Gesundheit zuliebe-* ***nicht*** *wider Willen nachgegeben.*
Nach meiner Diagnose las ich viele Ratgeber, u.a. auch welche von Medizinern. Einer schrieb ganz treffend, dass MS'ler häufig gutgemeinte Ratschläge hören: *„Nun lass Dich mal nicht hängen, raff Dich auf und mach...“*. In den meisten Fällen, so schrieb er, ist dieser Rat auch richtig. Nur bei MS-Erkrankten ist er grundlegend falsch! Die Fatigue ist ein ernstzunehmendes Warnsignal des Körpers, auf das wir unbedingt hören müssen!
Es vergeht kaum ein Tag, an dem ich nicht mindestens eine Stunde ruhe. Dabei schlafe ich nicht einmal, sondern leg mich auf die Couch, lese, schaue TV, oder lasse einfach nur meine Gedanken kreisen. Das brauche ich. Während dieser Zeit werden Handy und Festnetztelefon weit weg gelegt oder auf *lautlos* gestellt.
Gönnen Sie sich solche kleine Ruhepausen und schalten Sie einen Gang zurück, wenn es der Körper verlangt!

Natürlich gibt es viele andere MS-Therapien, schulmedizinische und alternative, die da wären Sesamöl, Selen, Qi Gong, Globuli etc. Jeder MS-Patient muss für sich selbst herausfinden, welche ihm gut tun. Ich konnte nur meine eigenen Erfahrungen weitergeben und beabsichtigt erwähnte ich nur die Therapien, die ich

schon länger mache und vermeintlich positiv zu meiner Krankheit beitragen. Versucht habe ich auch andere, jedoch mit mäßigem Erfolg. Doch was mir gut tat, muss noch lange keinem anderen MS-Kranken gut tun und was mir weniger gut tat, kann einem anderen Patienten helfen. Scheuen Sie sich nicht, ein paar Therapien zu versuchen, aber -und das ist ganz wichtig- sprechen Sie sie vorher unbedingt mit einem Arzt ab!

MS in der Zukunft

Ich bin davon überzeugt, dass die Multiple Sklerose eines Tages heilbar sein wird, oder zumindest so behandelbar, dass Schübe komplett unterdrückt- und beschädigte Nervenscheiden repariert werden können. Vielleicht in zwei Jahren, vielleicht in zwanzig Jahren, oder vielleicht auch erst in zweihundert Jahren. Die Forschungsergebnisse sind vielversprechend. Werfen wir, bezüglich kommender und möglicher MS-Therapien, einen kleinen Blick in die Zukunft:

Fumarsäure

Viele MS-Patienten warten bereits sehnsüchtig auf *Tecfidera* (Handelsname der Fumarsäure). Die kommt mit großer Wahrscheinlichkeit Ende 2013 auf den Markt. *Tecfidera* wird eine oral einzunehmende Basistherapie sein und wirkt in zweierlei Hinsicht: zum einen werden durch die modulierende (= beeinflussende/ ändernde) Wirkung die Entzündungszellen der für die MS typischen Entzündungen im Gehirn gehemmt. Zweitens werden Gehirnzellen vor einer Schädigung geschützt.
Die randomisierten, placebokontrollierten Doppelblindstudien ergaben, dass sich mit *Tecfidera* Schübe um mehr als 50% verringern ließen. Im MRT wurde die Krankheitsaktivität um circa 80% reduziert und die Zunahme von Behinderungen um etwa 40% verringert.
Fumarsäure wurde zwei Jahrzehnte lang gegen Schuppenflechte eingesetzt. Daher lassen sich Risiken und Nebenwirkungen als gering einschätzen. Durchfall, Übelkeit/Erbrechen, Sodbrennen, Bauchschmerzen und Hitzegefühle werden am häufigsten beschrieben, allerdings lassen diese Begleiterscheinungen nach 6-8 Wochen meistens nach. Das Blutbild sollte regelmäßig kontrolliert werden, vor allem wegen der Leberwerte, die sich unter *Tecfidera* erhöhen können, und um eine **Abnahme** der Lymphozyten (= weisse Blutkörperchen) sicherzustellen, denn erhöht sind sie für Ent-

zündungsreaktionen im Gehirn verantwortlich. Äußerst selten traten Fälle der *Progressiven Multifokalen Leukoenzephalopathie* (auch PML genannt = schwere Gehirnentzündung), allerdings sind die, nach bisherigen Erkenntnissen, auf unsachgemäße Einnahme zurückzuführen.
Tecifidera wird zweimal täglich als Tablette zu je 240 mg eingenommen und ist vorläufig nur für eine schubförmige MS zugelassen. Es könnte aber auch bei chronisch progredienter MS helfen, Studien dazu laufen noch.

Teriflunomid

Und noch eine orale Basistherapie erwartet uns 2013: Teriflunomid (Handelsname *Aubagio*). Nach bisherigen Erkenntnissen ist Teriflunomid eine Substanz, die eine Vermehrung von Lymphozyten verhindert (Zytostase). Außerdem wird auch die Entzündungsaktivität gebremst.
Randomisierte, placebokontrollierte Doppelblindstudien zeigten, dass sich mit *Aubagio* die Schubrate um mehr als 30% verringerte und bei einem Drittel konnten in zwei Jahren Behinderungen verhindert werden. Im MRT fand man gegenüber Placebo (= Scheinmedikament) circa 70% weniger Zunahme der Schädigungen und einen etwa 30% geringeren Volumenverlust des Gehirns. Demnach ist Teriflunomid vergleichbar mit der Wirkung der Interferone und somit eine gute Alternative für Personen, die sich vor Spritzen fürchten. Beim Klinisch Isolierten Syndrom (CIS), der möglichen Vorstufe einer MS, kann *Aubagio* wahrscheinlich ebenfalls eingesetzt werden.
Auch bei diesem Medikament sind schwerwiegende Nebenwirkungen relativ gering, trotzdem lag die Abbruchrate während der Studie bei fast 30%. Häufig traten Übelkeit, Durchfall und Haarausfall auf, gelegentlich Missempfindungen, die sich in Prickeln und Brennen äußerten. Der Blutdruck, die Leberwerte und die Lymphozyten sind während der Einnahme des Medikaments regelmäßig zu kontrollieren. Langzeitnebenwirkungen sind noch nicht sicher einzuschätzen.

Aubagio wird einmal täglich zu je 14 mg eingenommen und ist in den USA bereits seit 2012 für die schubförmige MS zugelassen.

WICHTIG: Ein Wechsel der Basistherapie sollte nicht aus reiner „Spritzenmüdigkeit“ erfolgen, sofern die alte Basistherapie gut wirkt. Außerdem besteht die Gefahr eines Wirkungsverlustes durch das neue Medikament.

Alemtuzumab

Der Wirkstoff Alemtuzumab mildert die MS sowohl bildlich, als auch klinisch um etwa 75 % und könnte bald eine neue Eskalationstherapie darstellen. Wie auch bei *Tysabri* erfolgt die Einnahme intravenös, wird jedoch nicht vier-wöchentlich gegeben, sondern auf eine jährliche Infusionsreihe: im ersten Jahr an fünf aufeinander folgenden Tagen, im zweiten an drei Tagen. Alemtuzumab ist bereits seit 2001 als Monotherapie zur Behandlung von Blutkrebs zugelassen. Wie die bereits zugelassenen Eskalationstherapien hat auch dieses Mittel zum Teil leider schwere Nebenwirkungen: Kopfschmerzen, Übelkeit, Ausschläge und Nesselsucht, Fieber, Hitzewallungen, Schüttelfrost, Infektionen (vor allem der Atemwege und des Blasentraktes) und Mundherpes. Selten kamen Schilddrüsenerkrankungen vor und weniger als 1% erlitt eine Senkung der Blutplättchen (Thrombozytopenie), die zu Blutungen führen kann und in der Phase-II-Studie sogar zu einem Todesfall führte.

Ocrelizumab, Rituximab, Pixantron, Daclizumab sind u.a. weitere Substanzen, die mit ihrer Wirkungsweise hinsichtlich der MS untersucht werden, da sie in vorläufigen Studien eine gute und spezifische Wirkung gegen die Multiple Sklerose zeigten. Für viele dieser Wirkstoffe laufen bereits Studien. Bei Ocrelizumab wird außerdem wird geprüft, ob es auch bei der primär progredienten MS angreift. Das wäre ein besonders großer Fortschritt, denn für diese Form der MS gibt es derzeit noch keine Therapie.

Stammzellentherapie
Die Stammzellentherapie bezüglich der MS wird immer mehr diskutiert. Vielen Erkrankten hat sie schon geholfen und tatsächlich gilt sie als mögliche Option gegen MS, besonders für schwer verlaufende Fälle. Aus moralischen und ethischen Gründen betrachtet man diese Möglichkeit jedoch noch mit Skepsis.
Wegen der möglichen Komplikationen und unzureichendem Wissen über die Wirkung bei MS warnen Experten davor, sich außerhalb von Studien in zwielichtigen Stammzellen-Kliniken behandeln zu lassen!

Chronische cerebrospinale venöse Insuffizienz
Die chronische cerebrospinale venöse Insuffizienz (kurz „CCSVI" genannt) ist eine Theorie (!) zur Entstehung der MS.
Demnach sollen verengte Venen, die den Blutabfluss aus dem Gehirn stören, Ursache der Entzündungen im zentralen Nervensystem sein. Diese Hypothese wurde von Dr. Paulo Zamboni aus Ferrara/Italien aufgestellt und wird momentan weltweit diskutiert und erforscht. Doch lautet der aktuelle Stand: eine CCSVI kann keinesfalls der alleinige Auslöser für eine Multiple Sklerose sein und es ist noch völlig unklar, inwieweit sie Einfluss auf die MS hat, ob sie Grund oder Folge der Erkrankung ist, oder überhaupt in Zusammenhang damit steht. Deshalb wird vor Operationen vorläufig gewarnt, zumal es ein schwerer Eingriff ist, bei dem manche Patienten bereits verstarben.
Allgemein akzeptiert ist die Krankheitstheorie noch nicht, doch werden die Forschungen mit den Jahren auch in dieser Sache Licht ins Dunkel bringen.

Stand aller Recherchen: Juni 2013

Aus einer Kombination dieser Wirkstoffe/Behandlungen und weiteren *noch nicht entdeckten*, wird die Multiple Sklerose eines Tages noch viel besser behandelbar, oder gar heilbar sein. Dessen bin ich mir ziemlich sicher.

Die tausend Gesichter der MS

An dieser Stelle möchte ich auf die *1000 Gesichter* der MS eingehen. Manche Verläufe ähneln einander, manchmal sind sie grundverschieden. Das liegt, wie bereits erwähnt, daran, dass das ZNS unzählige Funktionen steuert. Die Herde können sich kreuz und quer bilden, dementsprechend können die unterschiedlichsten Funktionen gestört werden. Nun lernen Sie wenige Gesichter unter 1000 kennen...

Viele MS'ler leiden unter dem Uhthoff-Phänomen, einer Verschlimmerung der Symptome, die durch Wärme hervorgerufen wird. Mein (zweiter) Neurologe erzählte mir einmal, dass früher, als es noch kein MRT & Co. gab, bei Verdacht auf MS die Betroffenen bis zum Hals in ein heisses Bad gesteckt wurden. Steigerten sich so die Beschwerden, dann wurde die Diagnose MS gestellt. Ich liebe die Sonne und alles, was mit Wärme zu tun hat, und ich habe fast geweint, als ich las, welche Auswirkungen das meistens auf die MS hat. Nie wieder in der Sonne liegen? Nie wieder ein langes, heisses Bad nehmen? Diese Gedanken gefielen mir gar nicht. Meine Diagnose wurde im Sommer gestellt und sicherheitshalber hielt ich mich weitgehend von der Sonne fern. Auch meine geliebten langen Bäder mied ich, stattdessen duschte ich lauwarm. Dann kam der Winter... der, den ich so gar nicht leiden kann. *Tja, mit dem wirst Du Dich jetzt anfreunden müssen*, dachte ich mir. Doch bemerkte ich, dass mir die Kälte gar nicht gut tat. Meine Hände kribbelten extrem, wurden noch steifer und pelziger. Mein Kiefer war beinahe ständig taub, meine Spastiken erreichten den Höhepunkt an Schmerzen und mein Gangbild war alles andere als flüssig. Dass es an der Kälte lag, kam mir erstmal nicht in den Sinn. Schließlich hörte man ja immer nur von einer Verschlimmerung bei Wärme. Eines Tages war mir so kalt, dass ich ausnahmsweise ein heisses Vollbad nehmen wollte, nur um mich aufzuwärmen. Nach dem Bad fühlte ich mich wie ein anderer Mensch: die Hände waren viel weniger kribbelig, mein Kiefer fühlte sich normal an, die Schmerzen in den Beinen ließen

nach, was auch meinen Gang normalisierte. War das Zufall? Ich wollte es wissen und nahm tags darauf gleich wieder ein Bad. Tatsächlich, die Beschwerden ließen erneut nach und traten erst wieder auf, als mein Körper abkühlte. So merkte ich, dass ich **nicht** zu den 80% der MS'ler gehörte, die unter dem Uhthoff-Phänomen leiden. Allerdings verschlimmern sich meine Symptome bei Grippe und Fieber und nach ein bisschen (!) körperlicher Anstrengung werde ich so müde, als hätte ich 6 Stunden Schwerstarbeit geleistet. Zwar zählt eine Verschlimmerung der Symptome durch Körpertemperatur (also auch Fieber oder Anstrengung) ebenfalls zum Uhthoff-Phänomen, in meinem Fall jedoch beziehe ich es eher auf die Körperschwäche, was ja ebenfalls dadurch verursacht wird. Und während meiner Schübe vertrug auch ich keine heissen Bäder.
Im Sommer darauf bekam ich dann die endgültige Bestätigung, dass ich durch die MS nicht wärmeempfindlich geworden bin. Bei Temperaturen um die 35 Grad ging es mir blendend, sogar meine Spastiken ließen nach. Doch sobald es etwas kühler wird geht es mir schlechter. Aber mir ist auch klar, dass sich das im Laufe der Erkrankung ändern kann. Umso mehr genieße ich JETZT die Sonne und die Wärme.
Auch unter der chronischen Müdigkeit (Fatigue) leide ich nicht. Unter der Woche schlafe ich leider von Haus auf wenig, weil ich eine „Nachteule" bin. Mehr wie sechs Stunden sind es selten. Demzufolge bin ich tagsüber natürlich manchmal müde, doch ich weiss, dass das nicht der MS in die Schuhe zu schieben ist. Aber es gibt Tage, an denen ich zu nichts zu gebrauchen bin. Nicht wegen der Müdigkeit, sondern weil ich mich allgemein schlapp und unwohl fühle, oder meine Beine nachgeben. Andererseits gibt es auch Tage, an denen ich vor Energie strotze.
Vom Uhthoff-Phänomen und von der Fatigue blieb ich bisher also verschont... Dafür plagen mich andere Dinge: Wenn ich ein paar Meter laufe, oder etwas Hausarbeit mache, dann kribbeln meine Füße bis zu den Schenkeln. Manchmal nur fünf Minuten, manchmal auch eine halbe Stunde, manchmal gar nicht. Das mag sich für einen gesunden Menschen nicht schlimm anhören. Und nein, *schlimm* ist

es nicht. Aber unangenehm. Man geht mit dem Hund spazieren, oder läuft 10 Minuten durch die Stadt, man ist guter Laune, oder möchte eine Shopping-Tour machen... die MS ist für eine Weile vergessen und dann wird man durch die kribbelnden Beine wieder an sie erinnert.
Manchmal wird mein linkes Kiefer taub - mal wegen der Kälte, mal wegen Stress, mal aus nicht ersichtlichen Grund.
Ein weiteres Symptom meiner MS ist die „vibrierende Lippe". Auch sie überrascht mich meistens aus dem Nichts heraus, oft jedoch, so habe ich bemerkt, nach einer langen Nacht, sprich nach dem Ausgehen, oder nach Festen. Doch solange sie nach ein paar Stunden wieder verschwindet, kann sie von mir aus ab und zu kommen.
Die Spastiken sind ein weitverbreitetes Symptom unter MS-Patienten und auch ich leide darunter. Sie entstehen, durch eine erhöhte Muskelspannung (= Tonus), die Bewegungen erschwert und Muskeln, Sehnen und Bänder verkürzt. So kann sich z.B. die Hand zu einer Faust verkrampfen, die sich oft nur noch schwer öffnen lässt. Oder die Beine streiken, verkrampfen sich und werden steif. Die Folge sind Lähmungserscheinungen und Schmerzen. Die meisten MS-Betroffenen haben die Spastiken in den Beinen. Besonders fies ist, dass diese größtenteils nachts auftreten und somit den Schlaf und das allgemeine Wohlergehen sehr beschwerlich machen. In der heutigen Sprache (vor allem in der jugendlichen) wird ein Mensch mit unterbemittelten Fähigkeiten gerne als *Spasti* bezeichnet. Das ist natürlich nicht wahr und Menschen mit so einem Wortgebrauch sollten darüber nachdenken, ob sie nicht selbst etwas unterbemittelt sind.
Auch von meinen Schluckbeschwerden habe ich schon erzählt. Sie treten unwillkürlich auf und erschweren mir vor allem das Schlucken von trockenen Speisen. Doch manchmal verschlucke ich mich sogar am Trinken. Mal ist es schlimmer, mal besser.
Viele MS'ler leiden unter Inkontinenz. Ich leide unter dem Gegenteil und zwinge mich oft zum Toilettengang.
Zeitweise kommt meine Geräuschempfindlichkeit zurück. Ein lautes Organ neben mir, das Klappern von Geschirr oder andere alltägliche,

schrille/dumpfe Geräusche sind dann kaum erträglich.
Außerdem habe ich manchmal einen „Schauer in den Beinen“. So, wie man das in emotionalen Momenten eigentlich am Rücken kennt. Er läuft von unten nach oben, oder umgekehrt und verschwindet dann wieder für Stunden oder Tage, manchmal sogar Wochen.
Meine Hände kribbeln ständig mal mehr und mal weniger, wie Sie mittlerweile wissen. Doch manchmal habe ich auch eine seltsame Druckstelle an einer Hand. So seltsam, dass ich es kaum in Worte fassen kann. Als würde ein Gegenstand gegen eine kleine Stelle drücken.
Das Kribbeln an der Kopfhaut in Stress-Situationen, sowie die manchmal auftretende pelzige Stelle zwischen den Brüsten sind weitere „Zickereien“ meiner MS.
Selten habe ich Wortfindungsstörungen, jedoch glücklicherweise wirklich nicht oft. Das wäre für meinen Beruf doch sehr hinderlich. Aber ich habe Konzentrationsprobleme bekommen. Während ich früher tatsächlich multitaskingfähig war, fällt es mir nun schwer, mich auf zwei-drei Dinge gleichzeitig zu konzentrieren. Auch zuviele Eindrücke auf einmal vertrage ich schlechter. Dann dröhnt mein Kopf und ich möchte am liebsten an einen stillen Ort flüchten. Solche Symptome nennt man *kognitive Störungen*.
Und ich bin sehr schusselig geworden: einmal machte ich meinen Kühlschrank sauber, warf dabei die Metzger-Tüten weg, in denen vermeintlich nur Wurst der letzten Tage war. Dass ich wenige Stunden vorher Fleisch für's Mittagessen gekauft hatte, entfiel mir. Und so wanderte auch das frische Fleisch mit in den Müll. Oder: benutzte Einkaufstüten benutze ich als Müllsäcke. Einmal nahm ich die Tüte aus dem Eimer, wollte sie vorm Einkaufen noch mit raus nehmen, um sie in die Tonne zu werfen. Dass ich das vergaß, wäre nicht einmal schlimm gewesen. Schlimm war, dass ich es bemerkte, als ich vom Einkaufen zurück kam und statt der Mülltüte die randvolle Einkaufstüte in die Tonne schmiss. Als ich den Einkauf auspacken wollte, bemerkte ich den Fehler. Dinge wie diese passieren mir oft.
Manchmal fallen mir *ohne Grund* Dinge aus der Hand. Besonders

ärgerlich war das z.B., als es mit einem Glas Cola über meinem Laptop passierte. Das Laptop war natürlich ruiniert.
Auch meine Augen spielen hin und wieder verrückt: manchmal habe ich plötzlich Schmerzen hinter einem Augapfel, manchmal sehe ich ganz plötzlich sehr verschwommen.
Und manchmal habe ich ein unglaubliches Schwäche- und/oder Schwindelgefühl. In diesen Momenten kann ich mich keine weitere Minute auf den Beinen halten. Passiert das zuhause, ist es ja ok. Aber passiert sowas unterwegs, wo sich gerade keine Sitzgelegenheit bietet, dann kann das sehr peinlich werden. Aufgrund dieser Beschwerden kann ich auch keine Highheels mehr tragen. In ihnen schwanke ich, als wäre ich betrunken, weil mir der „sichere Halt" unter den Füßen fehlt. Dies bemerkte ich allerdings schon seit circa zwei Jahren, wie auch einige andere Beschwerden. Aber wie bereits erwähnt, wer denkt da schon an MS?
Das alles sind nur meine Symptome. Sie kommen und gehen nach Laune der MS, **der Superzicke aller Krankheiten**. Aber fragen Sie mal einen anderen MS-Betroffenen nach seinen Beschwerden...
Im Gegensatz zu manchen Fällen hat es mich noch *gut* erwischt. Es gibt MS'ler die weitaus schlimmer dran sind... aber gegen wieder andere Betroffene bin ich mit meinen Beschwerden schon sehr schlecht dran. **1000 Gesichter eben. Jeder Fall ist einzigartig und nicht vorhersehbar!**
Aber: Ein Erkrankter mit der frischen MS-Diagnose neigt dazu, sich die schlimmsten Bilder auszumalen. Laut Statistik jedoch sind nach 25 Jahren zwei Drittel der MS-Patienten mobil, das heisst sie konnten mit oder ohne Hilfsmittel laufen.

****

Das Bild der MS in der Öffentlichkeit ist leider eher negativ, weil die leicht erkennbaren Betroffenen meistens im Rollstuhl sitzen. Die Realität aber zeigt, dass der Großteil gar nicht, oder nur geringfügig behindert ist. Solche Personen werden in den Statistiken oft nicht erfasst.

****

Die tausend Geschichten der MS

Wir wissen nun: die MS hat tausend Gesichter... und dahinter stecken tausend Geschichten. Um genauer zu sein circa 2,5 Millionen weltweit. Ein paar davon möchte ich Ihnen an dieser Stelle vorstellen. Wie war es bei anderen Erkrankten? Durch welche Symptome wurde bei ihnen die MS diagnostiziert? Welche Beschwerden haben sie? Welche Medikamente nehmen sie ein? Wie gehen sie mit der Krankheit um? Wie erlebt ihr Umfeld die MS?

Ein großes Dankeschön an die Gastautoren
Dominique Wegehaupt,
Jenny Weinand,
Daniel Weinand
Maik Obernolte,
Stefan Leblanc,
Charlotte Augustin,
Stacy-Diana Beckers,
Christine Jeske,
Bea Bartelt,
Jana Smallwood,
Anna Lewitzky,
Jessica Tschöpe,
Verena Horst,
Pia Merzenich,
Manuela Baer und andere.

Deren Geschichten können Sie auf den folgenden Seiten lesen. Einige Gastautoren wollten anonym bleiben, was ich respektiere und dementsprechend kennzeichnete. Andere dagegen wollten/konnten keine Geschichte beisteuern, stellten aber ihr Foto für das Buchcover zur Verfügung. Auch hierfür ein herzliches **DANKE**!

Maik Obernolte, Wülfrath

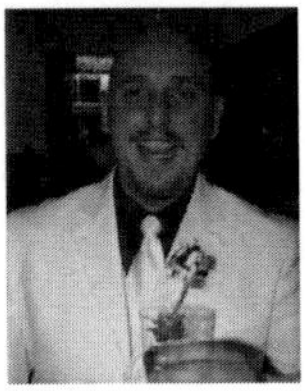

Die Diagnose Multiple Sklerose war ein großer Schock für mich und meine Familie!
Ich möchte mich zu Anfang erst einmal vorstellen: Mein Name ist Maik Obernolte, ich wurde am 16.07.1980 in Herten geboren und bin in Gelsenkirchen-Buer aufgewachsen, zusammen mit meinen Eltern, zwei Brüdern und zwei Schwestern. Ich war der Jüngste in der Familie und hatte eine superschöne Kindheit. Wenn ich mich zurück erinnere, dann hatte ich meinen ersten Schub wohl mit 9 Jahren. Damals hatte ich für ca. zwei Tage Kribbelgefühle in den Beinen. Als Kind habe ich mir darüber natürlich keine Gedanken gemacht. Ich bin von der Grundschule auf eine Gesamtschule gekommen. Dort hatte ich zwischendurch auch diese komischen Gefühle in meinen Beinen, denen ich aber immer noch keine Beachtung schenkte. Ich bin öfter mal in der Schule und zuhause hingefallen, über Sachen gestolpert und habe mir auch das ein oder andere Mal den Arm gebrochen. Von meinen Eltern und Freunden wurde ich deshalb *Tollpatsch* genannt. Leider wurde ich auch öfter von meinen Freunden ausgelacht. Dann hat sich die Krankheit jahrelang nicht mehr bei mir gemeldet und ich hatte das Kribbelgefühl auch schon fast vergessen.
Dann habe ich meine jetzige Frau kennen und lieben gelernt. Sie ist 5 Jahre älter als ich, was mich nicht stört, und hat zwei total liebe Kinder mit in die Beziehung gebracht, die ich wie meine eigenen liebe. Ich habe alle drei in mein Herz geschlossen und wollte (will) sie alle nie wieder hergeben. Um unser Glück zu perfektionieren entschlossen wir uns zu einem gemeinsamen Kind und schon zwei Jahre nach unserer Hochzeit bekamen wir vom Frauenarzt die frohe

Nachricht, dass wir Eltern werden.
Kurz danach meldeten sich altbekannte Symptome bei mir: kribbelige Beine und -das kannte ich bis dahin nicht- meine Rippengegend links war taub. Dieses Taubheitsgefühl ist auch nicht mehr so schnell weg gegangen. Ich bin mit meinen Symptome dann über 4 Monate herumgelaufen und dachte mir, dass ich einen Nerv eingeklemmt hätte. Als es weiterhin blieb, habe ich mich irgendwann doch auf dem Weg zu einem Orthopäden gemacht und habe ihn von meinen Symptomen erzählt. Er dachte an das gleiche wie ich: Bandscheibe. Es folgte eine Überweisung zum Neurologen zur Nervenbahn-Messung. Auch ihm musste ich von all meinen Symptomen erzählen. Er begann mit der Messung und vermutete anfangs ebenfalls einen Bandscheibenvorfall. So ging es also zur Magnetresonanz-Therapie. Der Arzt, der mein erstes MRT machte, guckte mich nach der Untersuchung an und sagte: „Gehen Sie bitte mit den Bildern zu dem Arzt, der sie überwiesen hat“. Und er wollte auch wissen, ob ich schon bei einem Neurologen war. „Ja, Herr Doktor, aber können Sie mir den schon sagen was es sein kann?“ Natürlich hat er das nicht getan. Ich vereinbarte also erneut einen Termin beim Orthopäden, der wiederrum überwies mich wieder zum Neurologen mit den Worten *„er könne nichts mehr für mich machen“*. Ich verstand gar nichts mehr und war sehr verunsichert und geschockt, suchte aber sofort den Neurologen auf. Der schaute sich meine MRT Bilder an und fragte mich, ob es Krebs in meiner Familie gebe. Mein Schock vertiefte sich. Ja, es gab Krebs in meiner Familie. 2001 ist mein Vater an Leber- und Magen Krebs verstorben und meine Mutter hatte 2003 eine Operation wegen eines gutartigen Tumors an der Halswirbelsäule. Ihr geht es glücklicherweise gut. Der Neurologe sprach weiter und sagte, dass ich Krebs habe. „Die weißen Flecken, die Sie hier sehen, sind Tumore.“ *Oh mein Gott*, habe ich gedacht, *das sind aber nicht grade wenig*. 22 Flecken zählte ich. Er gab mir eine Einweisung für eine neurologische Klinik: „Machen Sie es gut und machen Sie sich keinen Kopf, Herr Obernolte.“ Genau das ist es, was man in so einen Moment hören möchte...

Ich fuhr nach Hause zu meiner Frau und den Kindern. Als ich die Tür aufmachte sagte ich zu ihr: „Mein Schatz, wir müssen ins Krankenhaus, ich habe KREBS“. Ich weinte, schaute nochmal ins Bettchen, in dem unser Sohn lag und hoffte, dass es bei mir so gut ausgeht, wie bei meiner Mama. Meine Frau war geschockt, als ich ihr detailliert von meinem Arztbesuch erzählte. „Los, Tasche packen, wir fahren sofort ins Krankenhaus“, sagte sie. Gesagt, getan. Die beiden Großen waren in der Schule, aber auch um sie machte ich mir Sorgen, wie sie auf die Nachricht reagieren würden. Mir gingen echt Sachen ohne Ende durch den Kopf.
Im Krankenhaus angekommen kam ein Arzt zu mir in die Notaufnahme, hörte sich meine Geschichte an und schaute sich die MRT-Bilder an: „Herr Obernolte, das mit dem Krebs ist totaler Blödsinn, Sie haben keinen Krebs“. Die erste Erleichterung machte sich in meinem Körper breit: „Was habe ich denn dann?“
„Das kann ich Ihnen noch nicht sagen, wir müssen erst ein paar Untersuchungen machen, Sie müssen sich bitte noch so 3-4 Tage gedulden.“
Ich willigte ein, während eines stationären Aufenthalts die Untersuchungen machen zu lassen. Am ersten Tag wurde ein CT gemacht. Am zweiten Tag kam der Chefarzt zu mir, stellte sich vor und meinte, dass sie noch eine Untersuchung machen müssten, ehe er eine Diagnose stellen könne. „Was muss denn noch gemacht werden? Und was meinen Sie, was ich habe?“, fragte ich. So richtig wollte er nicht mit der Sprache rausrücken: „Das kann ich noch nicht sagen, das mache ich erst dann, wenn wir uns 100%ig sicher sind“.
Kurz darauf kam ein Stationsarzt zu mir ins Zimmer und bat um meine Einwilligung zu einer Lumbalpunktion. Am nächsten Tag kam wieder der Chefarzt zu mir und sagte: „Herr Obernolte, wir wissen jetzt, was mit Ihnen los ist. Sie haben Multiple Sklerose.“ Zu diesem Zeitpunkt war auch meine Frau mit unserem Baby da und ich schaute sie mit einem riesengroßen Fragezeichen im Gesicht an. An unseren Blicken erkannten wir einander an, dass weder sie, noch ich etwas mit der Krankheit anzufangen wusste. Nachdem der Arzt mir erklärte, dass es eine Krankheit ist, die das Zentrale Nervensystem

betrifft, war ich wieder einmal geschockt. Er sagte mir auch, dass es keine Erbkrankheit ist und wir uns wegen unseres Sohnes keine Sorgen machen müssten. Ich habe dann noch Broschüren bekommen, die ich mir durchlesen sollte, um die Krankheit besser verstehen zu können. Es folgten weitere fünf Tage im Krankenhaus, während denen ich eine Kortison-Stoßtherapie bekam.

Nachdem ich alle Broschüren gelesen hatte, war ich innerlich ein Wrack. Ich wusste nicht, wie ich das alles meiner Frau erklären sollte. Wie ich mich fühlte, was ich dachte und meine Ängste. Damals hab ich gemerkt, wie sich der Boden unter meinen Füssen immer mehr auftat, so dass ich tiefer und tiefer in ein schwarzes Loch fiel. Wie sollte ich da jemals wieder rauskommen? Damals wusste ich es nicht... Erst einmal hieß es für mich: *Arschbacken zusammen kneifen und Stärke vorzutäuschen.* „Mir geht es doch gut und wenn ich mal wieder einen Schub bekomme, dann gehe ich ins Krankenhaus, bekomme mein Cortison und alles ist wieder beim Alten“, sagte ich meiner Frau. Doch am Abend, wenn ich alleine war, kamen meine Ängste und Sorgen zurück.

Am nächsten Tag kam meine Frau sehr früh mit dem Baby zu mir ins Krankenhaus. Wir haben uns erst eine Weile angeschaut, dann sagte ich zu ihr, dass wir mal reden sollten, womit sie auch einverstanden war: „Schatz, ich habe Angst Euch zu verlieren, ich weiss nicht mehr weiter“, sagte ich ihr verzweifelt. Meine Frau fragte mich nur, ob ich spinne. „Schatz, ich werde Dich nicht verlassen wegen so etwas. Ich liebe Dich doch und wir werden das schon schaffen, mach Dir da mal keinen Kopf“, sagte sie. Diese Worte haben mir wieder neuen Mut gemacht und jetzt wusste ich, dass meine Familie mich wirklich liebt. Ich war sehr stolz auf meine Frau wegen dem, was sie mir gesagt hatte. Ihre Worte taten so gut.

Das Cortison ließ meine Symptome immer mehr nachlassen und langsam aber sicher fühlte ich mich so gut, dass ich unbedingt wieder nach Hause wollte... und durfte. Meine Familie hat sich sehr gefreut, dass ich wieder zuhause war. Aber meine Freude wurde durch einen Brief gedämpft: eine Kündigung von meinem damaligen Arbeitgeber. *Na, so eine Scheiße, das kann doch nicht wahr sein, ich bin doch wieder gesund, was soll das denn jetzt?*, habe ich mir gedacht. *Was passiert als nächstes? Verlässt mich doch meine Frau?* Das war meine größte Angst. Ich bin also wieder in ein Loch gefallen und wieder hat mich meine Frau aufgefangen. „Wir werden das schaffen", sagte sie mir immer und immer wieder. Ich kann echt froh sein, so eine Frau an meiner Seite zu haben! Inzwischen hatte ich meinen alten Arbeitgeber vor das Arbeitsgericht gezogen und diesen Prozess auch gewonnen

In den nächsten Tagen ging es mir richtig gut, doch dann fing alles wieder von vorne an... alles war wieder so, wie es vor der Diagnose war. Das konnte doch nicht wahr, sein! Wir machten uns sofort auf dem Weg zum Neurologen, er schaute sich alles an und sagte: „Sie haben schon wieder einen Schub und müssen sofort ins Krankenhaus". Dort angekommen sagte der Arzt in der Notaufnahme zu mir: „Sie können nicht schon wieder einen Schub haben das ist nicht möglich, welche Basistherapie machen sie denn"? Ich überlegte und antwortete, dass ich gar keine Basistherapie mache, weil mir davon bisher noch niemand etwas sagte. „In diesem Krankenhaus haben wir eine MS-Ambulanz, da gehen Sie nun bitte mal hin", sagte der Arzt zu mir. Dort wurde ich erstmal aufgeklärt, was eine Basistherapie bedeutet und welche Arten es gibt. Ich entschied mich für *Betaferon* und habe es auch brav alle zwei Tage gespritzt. Doch es hörte nicht auf mit diesen Gefühlen, sie wurden immer schlimmer. Ganz neu im Programm waren Taubheitsgefühle im rechten Arm und Daumen, Zeigefinger und Mittelfinger. Ich wusste ehrlich nicht mehr weiter. Was würde noch alles kommen? Also bin ich wieder zum Neurologen gegangen und habe ihn von meinen neuen Symptomen erzählt, doch er gab mir wieder einmal nur eine Einweisung für's Krankenhaus. Mein alter Stationsarzt war auf der Notfall-Ambulanz und meinte: „Herr Obernolte, das kann kein Schub sein, Sie haben ein psychisches Problem. Sie müssen lernen mit der Krankheit umzugehen und lernen damit zu leben". Ich dachte, dass ich mich verhört hatte! Wir sind dann direkt wieder zum Neurologen gefahren, ich habe ihm alles erzählt und er meinte nur: „Machen Sie sich keine Gedanken, alles wird besser". *Ja... schon klar.*

Inzwischen fand ich eine neue Arbeit und fühlte mich dort auch sehr wohl. Ich glaubte, dass das endlich mal eine gute Stelle wäre und hoffte darauf, lange dort beschäftigt sein zu können. Doch es sollte alles anders kommen, wie ich es mir so vorgestellt hatte...
Wieder wurden meine Symptome schlimmer, ich bin gelaufen, als hätte ich gesoffen ohne Ende. Also ging ich mal wieder zum Neurologen und er gab mir eine Notfall-Einweisung fürs Krankenhaus. *Gehe morgen lieber erst zur Arbeit und sag' dem Chef was los ist,* dachte ich mir. Am nächsten Morgen erzählte ich ihm alles und zeigte ihm auch die Notfall Einweisung. Er sagte: „Das ist ja schön, dass Du mir das zeigst, aber die Woche kannst du nicht ins Krankenhaus gehen, da sind zu viele im Urlaub“. Ich hatte sogar Verständnis dafür und ging die ganze Woche arbeiten.
Am Montag bin ich mit meine Frau in ein anderes Krankenhaus gefahren, was uns ihr bester Freund empfahl. Auf dem Weg dahin hat mich mein Chef angerufen und fragte mich, wo ich denn sei? Daraufhin antwortete ich, dass ich auf dem Weg ins Krankenhaus wäre, so wie wir es die Woche vorher besprochen hatten. Ich merkte an seine Stimme, dass er sauer auf mich war, aber er wusste doch, dass ich ins Krankenhaus musste! Schließlich war doch auch er derjenige, der den Kunden nach unserem Gespräch sagte, dass ich krank bin: eines morgens kam ein Kunde zu mir an und meinte, dass ich sofort die Finger von seinem Auto wegnehmen solle. Er dachte ich wäre besoffen, weil ich so am Torkeln und am Schwanken war. Da kam mein Chef aus seinem Büro und sagte dem Kunden, dass ich krank sei. Doch als ich auf dem Weg ins Krankenhaus war, kam der Hammer: „Wenn Du nicht sofort arbeiten kommst, dann wirst Du schon sehen, was Du davon hast“, sagte er und legte auf.
So, im Krankenhaus haben sie sich echt superlieb um mich gekümmert. Musste wieder 5 Tage da bleiben, um mein Cortison zu bekommen. Meine Frau kam mich auch jeden Tag besuchen und am dritten Tag brachte sie mir meine Kündigung mit. *Was habe ich den nur falsch gemacht?*, dachte ich mir. Aber ich liess mich davon nicht unterkriegen, wieder einmal zog ich vor's Arbeitsgericht und habe nach vier Verhandlungstagen auch diesen Prozess gewonnen. Jedoch

hatte ich davon auch nicht viel... es ging mir wieder schlecht, so sehr, dass ich wieder ins Krankenhaus musste. Dort wurde mir mitgeteilt, dass ich eine neue Therapie machen sollte, eine sogenannte Eskalationstherapie, weil *Betaferon* nichts mehr brachte. Künftig sollte ich alle vier Wochen in die MS-Ambulanz kommen, um intravenös *Tysabri* zu bekommen. Ich willigte ein und der Arzt meinte auch, dass ich darunter keine Schübe mehr bekommen würde. Wie hab ich mich darauf gefreut! Es dauerte auch endlich mal zwei Monate, in denen ich nichts von meiner Krankheit gespürt hatte, nur dieses Taubheitsgefühl am Arm und an den Fingern blieb.

Dann meldete sich die MS wieder... und wieder hiess es, dass ich ins Krankenhaus solle. Dort wurde diesmal ein MRT von meinem Kopf gemacht und schon hatten sie was Neues entdeckt: 52 Herde, wovon ich 22 in der HWS hatte, und zu den 52 Herden kamen noch 4 *Black Holes* hinzu. Der Arzt erklärte mir, dass diese *Black Holes* schwarze Löcher im ZNS sind, also irreparable Schäden. Ich musste schlucken. Diese wären aber nicht schlimm, weil sie in einer Region sind, die das menschliche Gehirn nicht benutzt, setzte er fort. Ich wurde aus dem Krankenhaus entlassen und zwei, drei Monate ging auch alles gut, doch dann begann wieder alles von vorne: wieder ein MRT vom Kopf, noch mehr Löcher im ZNS... so langsam verzweifelte ich. Aus den 4 *Black Holes* wurden nun schon 12. Ich fragte mich, wo das noch alles enden sollte.

Abends dann kamen zwei Ärzte zu mir ins Zimmer und sagten, dass sie da noch was ganz neues bei den MRT vom Kopf und der HWS entdeckt hätten. Ich guckte etwas erstaunt und fragte den Arzt was denn da noch wäre. Die Wirbel 4 und 5 wären gebrochen, sagte er, ich müsse sofort operiert werden. Auch das habe ich mit mir machen lassen.

Nach dem Krankenhaus-Aufenthalt wartete ich auf den Reha-Bescheid. Es hat vier Tage gedauert, da wusste ich, dass es in die Rhein-Sieg-Klinik geht. Es war eine gute Zeit dort, ich lernte andere MS'ler kennen.

Einige Zeit später bekam ich einen ganz schweren Schub, während dessen ich nicht mehr laufen konnte. Es kam mir wieder einmal so

vor, als hätte sich der Boden unter meinen Beinen geöffnet, um mich in ein tiefes dunkles Loch zu stürzen. Der Rollstuhl war zu der Zeit mein ständiger Begleiter und ich musste wieder auf Reha. Auch diese war sehr gut, ich hatte dort sogar einen Bekannten aus dem Internet getroffen.
Nach der Reha ging es mir bis November '12 richtig gut, doch dann kam wieder ein Rückschlag. Das neueste MRT zeigte einen chronisch progredienten (also einen fortschreitenden) Verlauf an. Ich fragte den Arzt, was das bedeute und er sagte: „Ich bin mal ganz ehrlich, ich gebe Dir noch 5 Jahre, dann wirst du an den Rollstuhl gebunden sein."
Inzwischen habe ich sehr gut gelernt, damit umzugehen. Ich habe eine neue Arbeit gefunden, die mir wieder sehr großen Spaß macht. Ich habe angefangen mich im Internet über die MS zu informieren und habe dort diverse Foren gefunden, in denen ich Leute kennen lernte, die auch MS haben, zum Teil sogar ähnliche Verläufe wie ich hatten und von denen ich mir den ein oder anderen Tipp holen konnte.

***

Jenny Weinand, Duisburg

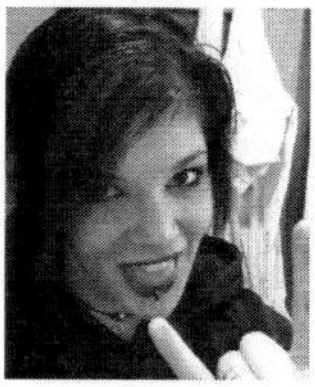

Ich bin Jenny, 27 Jahre jung, seit drei Jahren glücklich verheiratet, liebevolle Mutter von einem Sohn, von Beruf Krankenschwester. Meine Diagnose MS wurde im Frühling 2012 endgültig festgestellt. Davor handelte sich es laut den Ärzten um ein *klinisch isoliertes Syndrom*. Erst in der Stillzeit bekam ich einen weiteren kleinen

Schub, das Gefühl eines tauben rechten Armes. Dieser Zustand hielt zwei Monate lang an. Eine vorübergehende Cortison-Therapie lehnte ich ab.

Alles fing im Winter 2009 an, zu der Zeit ging die *Schweinegrippe* um. Meine Schwester, die ihre Ausbildung als Arzthelferin anfing, ließ sich in der Praxis impfen und überredete mich dazu, das auch zu tun. Ich war einverstanden, da ich mich und meinen Mann schützen wollte. Außerdem waren wir mitten in der Familienplanung. Überraschenderweise ging's mir nach dem kleinen Pieks super. Erst 2-3 Wochen später fingen die ersten Symptome an: Missempfindungen im linken Fuß, was nach und nach ins Gesicht wanderte. Die komplette linke Seite war betroffen und dieses Gefühl hat mich verrückt gemacht. Ich konnte es nicht beschreiben... es fühlte sich taub an, war's aber nicht, denn Kälte, Wärme und Schmerz empfand ich. Dazu kamen noch fast täglich schlimme Panikattacken in der Nacht. Daraufhin ging ich ins Krankenhaus. Ich dachte zuerst, die würden mich für verrückt halten und gleich wieder nach Hause schicken. Dies war aber nicht der Fall, ich wurde sofort eingewiesen und eine Woche lang wortwörtlich auf den Kopf gestellt. Mir ging's zu der Zeit sehr schlecht, hatte viele Gedanken und Ängste: *was ist wenn? Warum ich? Ich, die die Menschen pflegt und ihnen hilft. Warum nur?* Ich habe mich tatsächlich schon im Rollstuhl gesehen.

Nach unzähligen Untersuchungen teilte man mir mit, dass ich wahrscheinlich MS hätte. Ich schaltete ab, hörte nichts mehr um mich herum. Alleine saß ich auf dem Bett und starrte vor mich hin. Die Ärzte wussten, dass ich vom Fach war, dennoch fühlte ich mich hilflos in diesem Augenblick. Wie wohl jeder Patient, der solch einen Verdacht von den Ärzten serviert bekommt. Ich weinte, sofort rief ich meinen Mann an und sagte ihm, dass ich entlassen werden könne... mit der Diagnose Multiple Sklerose.

Die ersten Wochen waren sehr schlimm... ich weinte viel und wollte nicht wahr haben, was da passierte. Und das nächste Schicksal stand bereits vor der Tür: das frühe Ende meiner ersten Schwangerschaft (woran die MS aber nicht Schuld war). Alles auf einmal... nur unsere traumhafte Hochzeit zwischen den beiden Ereignissen gab mir Kraft.

Keiner konnte mir sagen, ob diese Impfung der Verursacher oder Auslöser für die MS war. Heute ist man sich fast sicher, dass ich es vorher schon hatte. Aber damals war ich so sauer auf mich selbst, weil ich mich habe impfen lassen. Selbst meine Schwester hatte Schuldgefühle. Vielleicht kann ich ihr sogar dankbar sein, dass sie mich überredet hatte, wer weiß was passiert wäre wenn es später entdeckt wurde. Es sollte einfach so sein!
Eins kann ich mit Sicherheit sagen: ich nehme das Leben jetzt mehr wahr, sehe es nicht als selbstverständlich und versuche nicht alles an mich heran zu lassen. Ich habe sogar die volle Elternzeit in Anspruch genommen, damit ich nichts verpasse und für meine Familie und mich selbst da sein kann. Ich habe geweint, geschrien und Vorwürfe gemacht... jetzt bin ich Mama mit Leib und Seele, habe mich nicht davon abhalten lassen zu stillen und ein weiteres Kind zu planen. Meine erste Schwanger-schaft war eine „Bilderbuch-Schwangerschaft". Menschen, denen ich erzähle (oder die es mitbekommen), dass ich MS habe, sei es Fremde oder Bekannte, reagieren sehr geschockt und zeigen Mitleid. Gleichzeitig machen sie einem unbewusst Angst, erzählen Geschichten von anderen Betroffenen, die im Rollstuhl sitzen oder früh versterben. Wenn ich ihnen aber dann sage, dass es mir zur Zeit gut geht, ich Mutter bin und ein zweites Kind möchte, schauen sie skeptisch: *ich solle es doch bei einem belassen; was ist wenn; warum ich keine Therapie machen will.* Sie sehen nie den Menschen, der die Erkrankung hat, sondern nur die Krankheit die den Menschen hat. Dabei können sie mir bestimmt noch nicht einmal die Entstehung, die Verläufe etc. erklären. Man kann keinen Verlauf vergleichen, denn bei jedem ist es anders! Nur die meisten wissen davon nichts und sind folglich überrascht, dass ich so locker reagiere und versuche, ein halbwegs normales Leben zu führen und mit Hilfe meiner Familie meine Träume zu verwirklichen.
Bewusst entschied ich mich gegen eine Therapie und solange es mir gut geht werde ich auch keine machen. Ich gehe alle sechs Monate zum Neurologen zur Kontrolle, einmal jährlich zum MRT und bei Bedarf nehme ich Cortison. Mehr möchte ich erstmal nicht in

Anspruch nehmen, bis ich selbst sage: *„jetzt möchte ich was unternehmen und mich mit den unzähligen Medikamenten auseinandersetzen“*.
Das Missempfinden im Gesicht ist teilweise geblieben. Manchmal hab ich Stimmungsschwankungen und Ängste, hier und da auch Muskelzucken/-schmerzen. Klar habe ich auch jetzt noch Tage, an denen ich mich am liebsten nur verkriechen und weinen möchte. Aber es muss irgendwie weiter gehen, solange ich kann und es möglich ist. Bald gehe ich wieder etwas arbeiten, geniesse tolle Unterstützung von Familie, Freunden, teilweise Arbeitskollegen. Sie alle, vor allem aber mein Sohn, mein Mann und meine Familie sind momentan die beste Therapie für mich!

***

Dominique Wegehaupt, Bautzen

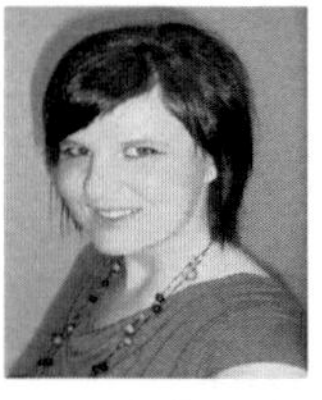

Ich habe mir die MS nicht ausgesucht, sondern sie mich. Also werde ich nicht mit der MS leben, sondern sie mit mir!
Ich heiße Dominique, bin 22 Jahre alt, wohne in Bautzen und habe die Diagnose MS vor 2 Jahren bekommen.
Alles hat im Mai 2011 angefangen: Zu der Zeit befand ich mich in der Ausbildung zur Gesundheits- und Krankenpflegerin. Ich hatte gerade Schule und bemerkte eines Tages, dass mein rechtes Auge plötzlich bei Bewegung schmerzte und ich kaum noch etwas sehen konnte. Als es nicht besser wurde, wandte ich mich am Abend an die Augenklinik. Die Ärztin schaute mir gefühlte 100 mal mit ihrer Lampe in die Augen. Ich dachte, ich bekomme eine Salbe und dann

wird alles wieder gut. Aber nein, nach einer Ewigkeit sagte mir die Ärztin, dass ich am nächsten Tag stationär aufgenommen werden müsse, da zur Abklärung einige Untersuchungen notwendig sind. Ich war erst einmal geschockt und verstand gar nichts.
Naja, nach einer eher schlaflosen Nacht wurde ich dann schließlich stationär aufgenommen. Es folgten Untersuchungen wie MRT, VEP und Augenarztvorstellungen. Doch auch danach konnten sie mir nichts genaueres sagen. Auf einmal hieß es nur etwas von *Retrobulbärneuritis*.
Froh, endlich mal eine Diagnose bekommen zu haben, folgte der nächste Schock: ich wurde entlassen und musste eine Woche später stationär in die Neurologie und bekam u.a. eine Lumbalpunktion. Ich war fix und fertig und hatte unglaublich Angst davor. Aber ich wollte Gewissheit haben, dass mir endlich geholfen werden kann.
Meinem Auge ging es immer schlechter, so dass ich gar nichts mehr sehen konnte. Die Ärzte vermuteten Borreliose und behandelten mich deshalb nun darauf, um hoffentlich Besserung zu erzielen. Doch die Borreliosebehandlung war schlimm, mir ging es noch schlechter als vorher, Übelkeit und Erbrechen kamen unter anderem noch dazu. Geholfen hat es am Ende überhaupt nicht! Als die Ärzte das endlich auch eingesehen haben, entschieden sie sich für eine Kortison-Stoßtherapie über 3 Tage. Ich hatte die Hoffnung schon aufgegeben, dass das diesmal helfen würde. Aber zum Glück schlug es an und mein Augenlicht kam langsam zurück. Das war eine unglaubliche Erleichterung für mich.
In der Zwischenzeit kam das Ergebnis der Lumbalpunktion auch endlich, war aber nicht eindeutig. Die Ärztin sagte mir, dass sie die Untersuchung in einem halben Jahr nochmal machen möchte, denn es bestehe der Verdacht auf Multiple Sklerose. Das habe ich zuerst nicht weiter ernst genommen und von mir gewiesen. Schließlich hat das niemand in meiner Familie, warum sollte ich das dann haben?
Das halbe Jahr verging und ich hatte keine weiteren Probleme mehr. Die nächste Lumbalpunktion lief allerdings nicht so reibungslos ab: zwei Tage nach der Punktion bekam ich Probleme beim Laufen. Ich konnte nur noch sehr langsam gehen und es strengte mich sehr an.

Da ich gerade mitten im 3. Ausbildungsjahr war, habe ich es vor mir her geschoben. Bis ich irgendwann zusammen gebrochen bin und nicht mehr alleine aufstehen konnte. Das war ein schreckliches Erlebnis für mich, ich erinnere mich daran, als wäre es gestern gewesen: Ich kam von der Arbeit und wollte zum Auto. Doch soweit kam ich erst gar nicht. Total erschöpft bin ich auf dem Parkplatz zusammen gesackt. Ein Mann war gerade in der Nähe, sah es und fragte, ob ich gestürzt bin oder Alkoholikerin sei. Das tat weh, da ich zuvor gerade die Bestätigung der Diagnose MS am Telefon bekam. Aber er war sehr hilfsbereit, half mir auf und brachte mich zu meinem Auto. Dort entschuldigte er sich für seine Äußerung. Ich bin froh, dass er mir geholfen hat, ich weiss nicht, wie ich sonst zu meinem Auto gekommen wäre. Zuvor war ich in der MS Ambulanz und dort sagten sie mir, dass ich einen Schub habe und am nächsten Tag in die Klinik müsse. Dort bekam ich Kortison, Ergotherapie, Physiotherapie und Zellenbad. Alle waren sehr freundlich und haben mir auf all meine Fragen eine Antwort gegeben. Außerdem wurde ich auf meine Therapie mit *Tysabri* eingestellt. An meinem Klinikaufenthalt schloss sich noch eine Anschluss-Heilbehandlung (Reha) an. Auch dort waren alle sehr freundlich und geduldig.
Die Zeit nach meiner Diagnose war die schwerste Zeit überhaupt für mich. Ich hatte immer noch meine Ausbildung im Hinterkopf, musste viel nacharbeiten. Leider bekam ich keine Unterstützung von meinen Klassenkameraden. Ich musste mir alles ohne Hilfe erarbeiten und stand auch ansonsten alleine da. Ich wurde ausgeschlossen, ignoriert und/oder gemobbt. Es tut heute noch weh, wenn ich daran zurück denke.
Aber zum Glück hatte ich die Lehrer im Rückhalt, die mir halfen. Besonders eine Lehrerin hat sich sehr für mich eingesetzt, denn eigentlich war ich deutlich über die Krankheitstage drüber, doch dank ihr habe ich eine Sondergenehmigung bekommen und konnte es ihr mit einem super Abschluss danken. Ich bin meinen Lehrern sehr dankbar, dass sie mich in dieser schweren Zeit nie im Stich gelassen hatten und auch meine Familie steht immer hinter mir und unterstützt mich wo sie nur kann.

Es sind nun 1 ½ Jahre vergangen seit meinem letzten Schub und ich habe gerade wieder einen. Aber diesmal habe ich es gleich ernst genommen und ich kann damit leben. Ich weiss, dass es immer wieder mal Schübe geben wird, aber davon lass ich mich nicht unterkriegen. Schließlich habe ich es allen gezeigt, kann weiterhin in meinem Beruf arbeiten und musste nicht umschulen, wie es mir eigentlich geraten wurde. Denn das wollte ich auf keinen Fall.
Lasst euch nicht unterkriegen und entscheidet selbst was ihr machen wollt und was euch wichtig ist.
Besonders wichtig ist, lasst Euch nicht niedermachen von Menschen, von denen Ihr dachtet, sie wären Eure Freunde oder wenigstens hilfsbereite Mitmenschen. Auch wenn der Freundeskreis kleiner geworden ist... lieber wenige wahre Freunde, als falsche Freunde.
Deshalb danke nochmal an alle, die mich in meiner schwersten Zeit unterstützt und nicht allein gelassen haben. Und an alle anderen, die mich im Stich gelassen haben: ich brauche Euch jetzt auch nicht mehr!

***

Bea Bartelt, Wien/Österreich

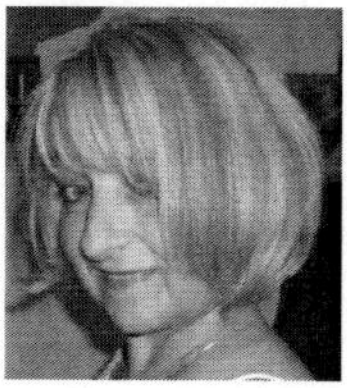

Mein Name ist Beate Bartelt und ich habe MS. Es hat etwas länger gedauert, bis es mir bewusst wurde und ich diesen Satz aussprechen konnte. Ich bin 46 Jahre alt, verheiratet und Mutter von zwei wunderbaren Söhnen im Alter von 23 und 20 Jahren. Meine Diagnose kam völlig überraschend: es begann am 6. Dezember 2012 vormittags in der Arbeit. Mein Beruf ist Kindergartenassistentin und ich arbeite mit „den Kleinsten". Voller Freude warteten wir auf den „Nikolaus". Schnell wurden noch ein paar Kinder gewickelt, als plötzlich ein furchtbar schmerzhafter Stich durch meine rechte Kopfhälfte fuhr. Ich dachte mir ich bekäme nun Kopfschmerzen, doch der Schmerz hielt nicht an. Nur am rechten Auge sah ich schlechter, vor allem bei Anstrengung ließ meine Sehstärke nach. Doch ich schob es auf den hohen Blutdruck, schenkte den Symptomen keine weitere Beachtung und brachte den Arbeitstag hinter mich. Das Wochenende kam, es wurde nicht besser und langsam war ich irgendwie beunruhigt. So beschloss ich, den kommenden Montag meine Ärztin aufzusuchen. Der Arztbesuch hat mich kurz beruhigt, da man vermutete, dass es wirklich der Blutdruck sei, verbunden mit dem Stress in der Arbeit. Aber irgendwie hatte ich ein ganz komisches Gefühl in mir. Am nächsten Tag, es war der 12.12.2012, beschloss ich spontan von der Arbeit aus meine Augenärztin anzurufen. Ich schilderte mein Problem und sie bat mich umgehend vorbeizukommen. Dort angekommen wurde ich eine Stunde lang getestet und untersucht, und anschließend mit einer Überweisung ins Krankenhaus geschickt. Sie meinte, dass das genauer untersucht werden müsse, da sie auch feststellte, dass ich rechts mittlerweile fast gar nichts mehr sah. Auch die Farben nahm ich auf dem rechten Auge dunkler wahr. So fuhr ich in die Neuro-ambulanz des Krankenhauses und ein langes Warten begann. Nach vielen Untersuchungen und dem MRT -es war inzwischen schon Abend- wurde ich zu einer Ärztin hereingerufen. Sie meinte, dass ich einen Entzündungsherd im Kopf habe, wahrscheinlich eine chronische Sehnerventzündung. Ich müsse Kortison bekommen. Zu diesem Zeitpunkt konnte ich mit dieser Information absolut nichts anfangen, ich rief meine Familie an und erklärte ihnen, dass ich stationär bleiben musste und eine Kortisontherapie bekomme. Die ersten Tage wurde ich von Kopf bis Fuß durchgecheckt. Meine Familie war in großer Sorge und ich selbst auch. Es wurde auch ein Kreuzstich gemacht wo Flüssigkeit entnommen wurde. Und dann kam der 18.12 2012... bei der Visite setzte sich ein Arzt neben mich, sah mich an und meinte ich hätte Multiple Sklerose und das wäre mein erster Schub gewesen. Noch dürfe es nicht als MS bezeichnet werden, sondern erst ab den 2. Schub, aber es bestehe kein Zweifel, dass ich die Krankheit habe, fuhr er fort. Als der Arzt ging verließ ich weinend mein Zimmer. Meine Familie war da und wir alle konnten es nicht fassen. Dann wurde ich entlassen und man riet mir, im Januar mit einer Basisthearpie in Form von Spritzen zu beginnen. Aber dazu kam es nicht mehr. Kaum hatte ich begriffen was ich habe und mich irgendwie damit abgefunden, kam schon der nächste Schub. Nach nur 4 Wochen! Ich ging gerade von einem Arztbesuch heim, als mein rechtes Auge immer schlechter wurde. Zuerst dachte ich, dass der Schnee mein Auge irritierte, doch zu Hause wurde es auch nicht besser. So rief ich am Tag darauf im Krankenhaus an, wo man mich bat vorbeizukommen. Dies tat ich dann auch und nach den ersten Untersuchungen wurde ich wieder stationär aufgenommen. Diesmal schlug die Kortisontherapie nicht so schnell an und ich hatte schon Sorge, dass mein Augenlicht am rechten Auge nicht mehr zurückkommt. Die Tage vergingen und meine Verzweiflung ging in Wut über, da ich einfach nichts dagegen tun konnte. Die Einschränkungen an der rechten Hand bekam ich mit Übungen in den Griff, aber das Auge wurde nicht besser. Erst nach fast zwei Wochen trat eine Besserung ein und ich weinte vor Freude. Da laut Arzt bei meiner MS ein hochagressiver Verlauf besteht, wäre die Basistherapie zu schwach und ich sollte mich für *Tysabri* entscheiden, eine Infusion, die ich einmal im Monat bekäme. Ich las mir das Infoblatt durch: Wenn der JC Virus positiv ist, könnte man eine Gehirnerkrankung (PML) bekommen, die zu schwerer Behinderung oder zum Tod führen kann, stand da unter anderem. Und ich war, bzw. bin positiv! Allerdings sagt die Statistik, dass von 2000 Menschen nur drei erkrankt sind. Das sind nicht viele, aber trotzdem hat man es im Hinterkopf. Nur blieb mir leider keine Wahl und nach Absprache mit meiner Familie, die wie immer ausnahmslos hinter mir stand, hab ich unterschrieben . *Tysabri* habe ich nun schon einige Monate und mir geht es gut damit. Kein neuer Schub und auch fast keine Nebenwirkungen. Hin und wieder krampft und schmerzt mein rechter Fuß, aber ansonsten komme ich gut zurecht. Diese Zeit

hätte ich ohne meine Familie nicht überstanden... ohne meine Jungs, meine Schwiegertöchter und meinen Ehemann, sowie den Freunden, die immer für mich da sind und waren.
Die MS gehört jetzt mit zur Familie und wir versuchen gut miteinander auszukommen. Ich habe meine Krankheit akzeptiert und gehe offen damit um . Mein Leben ist deswegen nicht zu Ende, es beginnt nur ein neuer Abschnitt, den ich auch weiterhin im Kreise meiner Lieben geniessen werde. Auch mit Multipler Sklerose!

***

Stacy-Diana Beckers, Viersen-Dülken

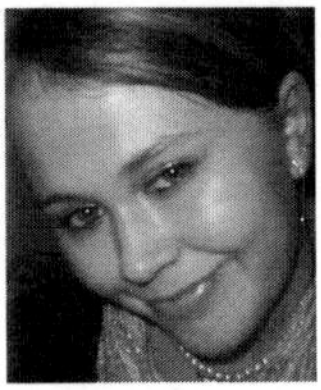

Mein Name ist Stacy-Diana, ich komme aus dem schönen Niederrhein, genauer gesagt aus Nettetal und lebe nun -der Liebe wegen- in Viersen-Dülken. Ich bin 24 Jahre jung und das ist meine Geschichte...
Es war ein normaler und ruhiger Sonntag im Dezember. Wir hatten lecker gefrühstückt und noch ein kleines Nickerchen gemacht! Als ich wach wurde, hatte ich plötzlich tierische Kopfschmerzen und auf meinem rechten Auge Doppelbilder. Ich hab mich erstmal nicht wirklich verrückt gemacht und dachte es würde wieder weg gehen. Später hatte ich dann noch gekocht und dann sind wir ziemlich früh ins Bett, da wir beide am nächsten Tag arbeiten mussten. Plötzlich ging der Wecker und ich hatte immer noch Kopfschmerzen und diese blöden Doppelbilder. Weiterhin dachte ich an nichts Böses und bin Arbeiten gefahren. Da ich davor aufgrund einer Bindehautentzündung und einer Lungenentzündung ziemlich oft krank war, wollte

ich nicht schon wieder fehlen. Bis dahin war alles okay, bis die Kopfschmerzen, trotz zwei *Ibuprofen*, immer schlimmer wurden und ich nicht mehr auf dem Computerbildschirm gucken konnte. An dem Tag saß ich neben einer Arbeitskollegin, die MS hat, und sie sagte, dass ich doch endlich nach Hause fahren solle. Eigentlich wollte ich nicht, weil mir meine Arbeit ziemlich wichtig war, aber ich fuhr trotzdem, weil die Schmerzen sehr heftig waren.

Kaum zuhause hab ich meine Mama angerufen und ihr alles erzählt. Sie war natürlich in Sorge und meinte, ich soll dringend am nächsten Tag zum Hausarzt fahren. Hab mich dann noch etwas hingelegt, gekocht und bin dann auch wieder ziemlich früh im Bett verschwunden, am nächsten Morgen früh aufgestanden und zu meiner Mama gefahren, die nicht weit weg von mir wohnt, damit sie mich begleiten konnte.

Der Hausarzt machte einige neurologische Tests und wollte mich sofort ins Krankenhaus einweisen. Doch ich wollte erstmal zum Augenarzt, wo ich auch direkt am nächsten Tag einen Termin bekam. Dort folgten wieder jede Menge Tests und ich wusste gar nicht, was mit mir geschah. Dann legte die Augenärztin los: es könnte ein Nerv sein, der sich verschoben hat, oder ein Gehirntumor. Ich glaube, dass ich mich bis dahin noch nie so mies fühlte. Daraufhin hat sie mir eine Einweisung für's Krankenhaus fertig gemacht und eine Überweisung in die Augenklinik im Krefelder Klinikum. Als wir auf mein Augenpflaster warteten (damit das schauen nicht mehr so anstrengend war), hab ich angefangen zu weinen, weil ich so Mega-Angst hatte, vor dem was kommt, oder was die mit mir anstellen würden. Meine Mama hat mit mir geweint und alle Leute guckten uns dementsprechend an. Wir fuhren dann ins Krefelder Klinikum und wurden von da nach dort geschickt, bis wir endlich da ankamen, wo wir hin mussten. Wieder einmal wurden Tests durchgeführt und letztendlich sagte mir der Arzt, dass ich in der Klinik bleiben müsse. Ich musste schlucken und habe mir meine Tränen verkniffen, bis ich auf der neurologischen Station war. Es war schlimm, ich wollte absolut nicht dort bleiben und bekam deswegen einen tierischen Heulkrampf. Dann hätte ich meiner hochschwangeren Schwägerin

noch sagen sollen, dass ich stationär im Krankenhaus bleiben musste, aber da ich es nicht schaffte, erledigte meine Mutter das für mich. Sie war es auch, die ein paar Sachen aus meiner Wohnung holte, um sie mir ins Krankenhaus zu bringen. Ich dachte, dass sie nie wieder zurück käme, doch sie kam – zusammen mit meiner Tante, da sie das Krankenhaus alleine nicht mehr fand. Zusammen gingen wir was essen und ganz langsam beruhigte ich mich etwas. Am nächsten Tag bekam ich Cortison, fünf Tage lang. Und die Lumbalpunktion, die ich allerdings abgebrochen hatte, weil sie so schmerzte.
Nach dem Wochenende sagte ich meinem Neffen, der zu dem Zeitpunkt noch im Bauch meiner Schwägerin war, dass er, „mein Hase“, mit seiner Geburt noch warten muss, bis die Tante aus dem Krankenhaus kommt. Das wollte ich auf gar keinen Fall verpassen und der Gedanke lag mir schwer im Magen.
Montags war dann das MRT und ich hatte eine wahnsinnige Angst, besonders vor dem Kontrastmittel, da meine Oma schon dagegen allergisch war. Aber ich habe es gut hinter mich gebracht und durfte am selben Tag nach Hause. Der Oberarzt sagte mir, dass ich nochmal zur Kontrolle müsste in 3 bis 6 Monaten, doch ich hab mir nichts dabei gedacht.
Am nächsten Tag musste ich zum Hausarzt, der mir nochmal fünf Tage Cortison in Tablettenform verschrieb. Erst da bekam ich den Verdacht auf MS. Ich wollte gerade wieder anfangen zu heulen, bis meine Mutter meinte: „Nein, nein mach Dich nicht bekloppt!“ Trotzdem ließ ich mir die MS von meinem Hausarzt erklären. Ich dachte echt, dass gerade ein sehr schlechter Film an mir vorbeiläuft.
Gott sei Dank ging der Schub komplett zurück und durch meinen tollen Hausarzt habe ich schnell einen Termin bei einem Neurologen bekommen, zur Besprechung und zu einer erneuten Lumpalpunktion. Ich sagte ihm, dass ich die nicht mehr möchte, aber er meinte ich müsse es hinter mich bringen, um den Verdacht aus der Welt zu schaffen.
Einige Monate vergingen und ich machte mich immer verrückter! Meine Gefühle fuhren Achterbahn und ich wusste einfach nicht mehr, wo mir der Kopf stand. Die Lumpalpunktion rückte immer

näher und dann war der Tag da... ich war so nervös und hatte so eine große Angst. Doch hinterher war ich einfach nur happy, weil es gar nicht weh getan hat. Nachdem ich lange krank geschrieben war, ging ich nun auch wieder arbeiten. Es funktionierte ganz gut, aber dann wurde mir von meiner neuen Vorgesetzten gesagt, dass mein Vertrag nicht verlängert wird und ihre Bemühungen zur Verlängerung leider nichts halfen. Danach kamen natürlich die Ängste, bekannt unter „Zukunftsängste". Total furchtbar!
Ende August 2012 musste ich zur MRT Kontrolle, da ich wieder einen Schub (tauber linker Arm und tauber linker Fuß) hatte und erst da wurde es ausgesprochen: „Frau Beckers, Sie haben Multiple Sklerose." Danach hab ich mit meiner Mutter erstmal Frust-Shoppen gemacht.
Einige Tage später kam ich auf die Idee, bei *Facebook* zu schauen, ob es dort eine Gruppe gibt, in der es um MS geht. Es ging mir zu der Zeit schlecht und ich ließ mich ziemlich hängen. Schließlich fand ich eine Gruppe! Dort lernte ich zwei ganz tolle Mädels kennen, denen ich heute meinen DANK aussprechen möchte, da Sie für mich in der schweren Zeit da waren und mich verstanden und meine Fragen beantworteten. Ich weiss gar nicht, wo ich heute wäre, wenn ich sie nicht kennengelernt hätte! Die beiden sind meine Schätze geworden und ich möchte sie niemals mehr missen und niemals verlieren. Aber auch meine Eltern, bzw. meine Familie und mein Freund standen immer hinter mir. Auch ihnen möchte ich für alles danken! **Ich liebe euch!**
Seit September 2012 spritze ich dreimal die Woche *Rebif.* Ich dachte zuerst: *oh mein Gott, ich muss spritzen wie furchtbar.* Doch mit dem *Rebismart* klappt es wunderbar! Zuerst hatte ich extreme Nebenwirkungen, die mittlerweile jedoch gut zurückgegangen sind. Ab und zu geht es nicht ohne Ibuprofen, aber *mit* ist dann ist alles super.
2013 bekam ich Depressionen... Mega-Heulkrämpfe und das Bedürfnis niemanden hören und sehen zu wollen, bestimmten damals mein Leben. Aber mittlerweile hab ich das glücklicherweise gut im Griff.

Zur Zeit kann ich mich über die „Zicke MS“ nicht so dolle beschweren... okay, ab und zu ein kleines „Wehwehchen“, aber das ist doch normal. Lasst den Kopf nicht hängen, denn die „Zicke“ gibt auch mal Ruhe.
Ach ja, übrigens kam mein Neffe am 27.12.2011 zur Welt und ich konnte das erste mal alles um mich herum vergessen... alle Sorgen und Ängste! Und ein paar Tage später bekam ich das bisher größte Geschenk meines Lebens: ich wurde Patentante von ihm. Ich war überglücklich, habe vor Freude geweint und mich bei meinem Bruder und meiner Schwägerin ganz herzlich bedankt. Danach bekam ich meinen Neffen auf den Arm und habe ihn geküsst und mich so unglaublich gefreut. An dem Tag haben mich die Gefühle überwältigt, wie nie zuvor. Es war ein ganz toller Tag, den ich niemals in meinem Leben vergessen werde! Ich danke Dir, mein kleiner Hase! Ich weiss, dass Du das jetzt noch nicht verstehst, aber irgendwann wirst du es verstehen.
Das war meine Geschichte und denkt immer dran -das habe ich von meinen Mädels gelernt- gebt nicht auf, steht immer wieder auf, kämpft und genießt jeden Tag, an dem es euch gut geht! **Unser Motto heißt: „Never give up!“**

***

Christine Jeske, Püsselbüren

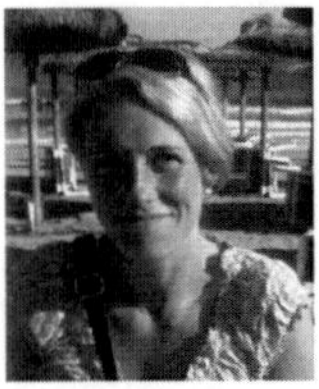

Eine Krankheit - tausend Gesichter und unzählige Schicksale: Multiple Sklerose! Vor etwas über vier Jahren bekam es auch mein Gesicht dazu! Mitten im Leben, drei kleine Kinder, Haus frisch gekauft - dann das Ungewisse! Ich denke diesen Teil kennen alle Betroffene und Angehörige: Angst, Überforderungen, Informationen über Informationen... etliche Untersuchungen, Medikamente... und das innere ICH, was sich wehrt, schreit, ängstlich ist, aber doch stark bleibt, um sich den mitfühlenden Gesichtern seiner Lieben stellen zu können. Ich überlegte lange: *wie verpacke ich den Beginn eines neuen Lebens für mich und all meinen Lieben in ein paar Zeilen?!?* Das wichtigste, was ich jedem mit auf dem Weg geben möchte: **es liegt immer mit an uns was wir daraus machen!** Nach kurzer Zeit mussten wir für uns leider einen Verlauf erkennen, der uns nun schon vieles genommen hat. Im Zoo mit den Kindern über dem Spielplatz tollen? Mit den Hunden spazieren gehen, ohne alle zehn Meter Pause zu machen? So viele kleine *normale* Sachen, die ich vorher nicht realisiert habe, die nicht "wichtig", ja, nicht "besonders" waren. Aber nun sind sie es! Ich genieße jeden Morgen, egal ob er mit Schmerzen oder ohne beginnt: **ER beginnt! Ich bin noch da!** Anders nun, auf meine Art, in meinem Tempo, mit vielen Aussetzern... mit Menschen, von denen ich mich trennen musste, oder die sich von mir trennten! Mit meinen Kindern, die Katheter, Magensonden und Rollstühle für so alltäglich halten, dass sie sich auch in der Stadt nicht mal mehr nach Menschen mit Beeinträchtigungen umdrehen, weil sie die Welt noch als großes Ganzes wahrnehmen. Kurzum möchte ich sagen: die Krankheit nimmt mir vieles, was mich sonst erfreut hat... **aber ich freue mich weiter!** Über viel kleinere Dinge die nun soooo groß sind, über die ich sonst -ohne darüber nachzudenken- hinweggegangen bin. Ich sehe zwar schlecht, aber in meinen Farben! Meine Welt ist bunt und jedes Lachen ist ernst gemeint! Meine Freunde sind wahre Freunde! Meine Kinder und mein Mann stehen zu mir und wir lachen bewusster und öfter! Ich wünsche Euch allen, ein kleines Stück annehmen zu können, leben, lachen und die richtigen Leute in Eurem Leben, die in Kummer, Leid und Schmerz es immer wieder schaffen, den Willen auf das Morgen zu wecken! Die Neugier begleiten, was schaffe ich, wie weit kann ich gehen und nach jedem Scheitern bei einem Glas Wein auch mal über den 28. zerbrochenen Teller lachen können. Ich wünsche Euch

Ehrlichkeit! Ehrlichkeit zu Euch, Ehrlichkeit in Liebe und Freundschaft und in Eurer Akzeptanz zur Krankheit. Wenn die Wut gewinnt - schreit! Wenn die Trauer siegt - weint! Wenn der Schmerz da ist - verflucht ihn, verflucht die Krankheit! Seid immer nur ehrlich, man kann zwar jedem was vorspielen und gerade WIR mutieren diesbezüglich zu absoluten Genies, um unserem engsten Umfeld manchmal die Wahrheit zu ersparen. Aber uns belügen wir nie! Erst wenn wir uns annehmen, können wir es auch von unserem Umfeld erwarten. Ich danke allen Menschen um mich herum... für Eure Geduld, Eure Hilfe, Eure Tränen und einfach für das Gefühl, ehrlich sein dürfen. So konnte ich es zu mir und zu Euch sein und so haben wir unseren ganz eigenen Weg gefunden!

***

Stefan Leblanc, Leck

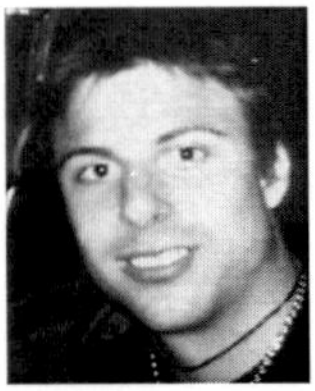

Meine Freundin hat mich von Anfang an ernst genommen, als ich ihr von meinen komischen Symptomen erzählt hatte: Gleichgewichtsstörungen, Doppelbilder... Sie erlebte hautnah mit, wie lange Strecken für mich immer schwieriger wurden. Für mich! Ich, der sechs Tage in der Woche sportlich aktiv war! Sie informierte sich und stieß dabei auf eine Krankheit, von der wir beide noch nichts gehört hatten: Multiple Sklerose.
Im Januar 2010 erzählte sie mir von ihrem Verdacht. Zwei Monate später suchte mich mein Personalchef auf um mir zu sagen, dass er Veränderungen meiner Arbeit bemerkt hätte und ich diesbezüglich den Betriebsarzt aufsuchen solle. Gesagt, getan... es lief auf neurologische Tests hinaus: mit geschlossenen Augen die Arme

heben und auf der Stelle treten. Dann eine Überraschung: nachdem ich meine Augen wieder öffnete, stand ich auf einem anderen Fleck. Ohne es zu merken, bin ich nach rechts gewandert. Ich war echt verwundert. Für den Arzt hieß das einfach, dass ich einen Termin beim Neurologen vereinbaren musste. Kurz darauf hatte ich den Termin. Nach zwei Minuten sagte er mir, dass er den starken Verdacht auf MS hätte. Doch hörte ich nur schlechtes über diesen Arzt. Selbst als ich mich später zu Untersuchungen ins Krankenhaus begab, erzählten mir die Fachärzte dort, dass besagter Neurologe seine Patienten ständig mit dem selben Verdacht ins Krankenhaus einweist, aber die Diagnose sich zu 95% nie bestätigt. Das gab mir wieder etwas Hoffnung, dass es doch nicht MS sei. Zuvor machte ich mich verrückt und verließ mich nur noch auf Zahlen: so hatte ich gelesen, dass in Deutschland 120.000 Menschen davon betroffen sind. *Nur 120.000 bei 84 Millionen Einwohnern?*, dachte ich. *Das wären ja nicht einmal 0,2% in Deutschland.* Ich wollte mir das ganze einfach schön reden.

Der 16.04.2010 veränderte dann mein Leben: nach fünf Tagen Untersuchungen, Kortison und MRT wurde mir die Diagnose Multiple Sklerose bestätigt. Wie man sich hinterher fühlt? Geschockt, traurig oder gar schlimmer? Ich fühlte nichts von all dem...

Meinen Beruf als Verfahrenstechnologe in der Mühlen- und Futtermittelwirtschaft verlor ich, danach kam ich gezwungenermaßen in eine Einrichtung, die nur Menschen mit Behinderungen einstellte. Ein Grauen, ich wurde rücksichtslos ausgenutzt in diesem Betrieb. Doch bekam ich nur die Umschulung für eine Tätigkeit bezahlt, die sitzend vorm PC ist. Und was hab ich heute davon? 30-40% Sehkraft wegen des blöden Computer-Monitors der Scheinfirma. Die haben mein soziales Leben komplett umgestellt, sie machten mich kaputt für nichts und wieder nichts! Ich bekam alle drei Monate heftige Schübe und ich bin mir ziemlich sicher, dass das an dem psychischen Stress dort lag. Vom Geschäftsleiter, der Sozialmanagerin und dem Ausbilder wurde ich als „Drogensüchtiger“ betitelt. Daraufhin ließ ich mich dort auf Drogen testen, nur um die Vorwürfe aus dem Weg zu räumen. Der Test war natürlich negativ. Denen geht es nur um das Geld, was sie für jeden Behinderten, den sie aufnehmen, bekommen. Diese Einrichtung gehört für mich zu den *legalsten* illegalsten Vereinen, die es hier in Deutschland gibt! Einen *Erfolg* hatten sie jedoch: meine Krankheit fortschreiten zu lassen!

Mit meinen Medikationen hatte ich nie Glück: zuerst musste ich mir täglich *Copraxone* spritzen, aber nur bis Oktober 2012, da ich 2 oder 3 mal nach dem Spritzen Nebenwirkung bekam und die Entzündungsherde immer häufiger und grösser auftraten. Dann hab ich *Mitoxantron* bekommen, was anfangs auch zu helfen **schien**. Zumindest hatten mir die im Krankenhaus gesagt, dass alles in Ordnung sei. Doch mein Neurologe widerlegte diese Aussage. Es war noch schlimmer geworden, sagte er. Daraufhin wollte ich in eine andere Klinik... eine in der man ehrlich zu mir ist! Heute bin ich in einem Hamburger Krankenhaus und ich weiss noch nicht, ob ich den Ärzten dort glauben darf... wäre ja schließlich nicht das erste mal, dass man mir sagt *alles wäre wie vorher,* obwohl dem nicht so ist.

Da die Herde immer noch größer und häufiger wurden, bekomme ich seit Juli 2013 *Rituximab* und ich hoffe sehr, dass es den gewünschten Effekt bringt.

Ein Jahr vorher, im Juni 2012, war ich nochmal im Krankenhaus, um eine Hirn-Biopsie durchführen zu lassen. Anhand des Hirn-Gewebes wollten die Ärzte meinen Verlauf der MS beurteilen... *Primär progrediente MS* war das Ergebnis. Als ich davon hörte, war ich zum ersten mal seit meiner MS-Zeit in einem wirklichen Schockzustand. Sofort informierte ich mich im Internet darüber: 20-25% aller MS Betroffenen haben PPMS, davon 20% Männer, meistens zwischen dem 40. und 50. Lebensjahr. *Klasse*, dachte ich mir. *Warum habe ich diesen Mist jetzt schon?*

Jeder meiner Freunde ist fitter... verständlich! Doch innerlich fühle ich mich genau wie immer. Aber ich habe zu viel Freizeit und mir fehlen sinnvolle Ideen, die ich umsetzen kann. Wenn ich draußen laufe sehe ich betrunken aus. Ich könnte um Hilfe beten, aber weil ich im Sprachzentrum einen entzündeten Herd habe, höre ich mich kaputt an; ich nuschel' wie betrunken und mein gesamtes Sprechen ist langsam. Durch die Nerven bedingt habe ich schlechte Augen, häufig Doppelbilder und einen „rotierenden Blick". Außerdem Gleichgewichtsstörungen und nach etwas laufen bekomme ich Koordinations-Schwierigkeiten in den Beinen: manchmal kann ich beim Laufen meine Füße nicht so aufsetzen, wie es sein sollte und rennen geht gar nicht mehr. Und drei Monate lang hatte ich Empfindungsstörungen im Gesicht... einen Finger konnte ich mit geschlossen Augen spüren, aber ich konnte nicht fühlen ob der Finger trocken oder nass war.

Mit meiner Freundin war ich zwei Jahre zusammen und ich bin mir sicher, ihr tat meine Diagnose mehr weh, als mir selbst. Sie hat sich täglich Gedanken gemacht und anhand vieler Fragen Interesse an meiner Krankheit gezeigt. Und ich hab mit ihr gerne gesprochen. Sie war für mich da, sie hat mich im Krankenhaus besucht, obwohl es weiter entfernt war und sogar auf meiner ersten Reha im Mai 2010, die noch weiter weg war, kam sie mich besuchen. Vielleicht hab ich die Krankheit als erstes nicht ernst genommen, weil ich mich mit meiner Freundin immer geborgen und wohl fühlte. Wir haben einander wirklich sehr geliebt und ich werde nie vergessen, wie sie hinter mir stand, welch wunderbaren Gefühle ich für sie und mit ihr hatte.. Aber die Krankheit hat unser gemeinsames Leben gestoppt. Sie wollte Kinder, was ich auch gut verstehen kann. Aber musste es gerade dann sein, als ich mitten in einer Chemie-Therapie steckte und daher die hohe Wahrscheinlichkeit für eine Behinderung des Kindes bestand? Kurze Zeit später sah sie offensichtlich keine Zukunft mehr für uns und betrog mich. Ich versuchte ihr zu verzeihen und darüber hinweg zu sehen. Einen Tag vor ihrem Geburtstag habe ich einen schönen Tag für sie vorbereitet: schwimmen, Wellness, abends essen gegangen, für ihre Geburtstagsfeier gekocht und gebacken. Kurz vor Mitternacht bekam sie die erste Gratulation... von IHM! Der, mit dem sie mich betrogen hatte. Ich wollte es nicht wahr haben, dachte ich spinne, wollte am

liebsten schreien. So hab ich wieder meine Klamotten angezogen und bin in die kalte Nacht gegangen. Es war Januar 2012, aber mir war nicht einmal richtig kalt, nur mein Herz hat gefroren. Ich hab geweint und konnte es einfach nicht glauben. Mitten in der Nacht war ich in einem Dorf mit 200 Einwohner. Es wäre niemals ein Auto gekommen. Ich hatte die Wahl: zurückgehen und den bitteren Zwischenfall erträglich erscheinen lassen. Oder ich gehe. Meine Wahl fiel auf die zweite Option, ich wollte nicht mehr zurück... und bin für 5 km 6 Stunden gelaufen.
Trotzdem versuchte ich es nochmal mit ihr, aber ich konnte nur noch daran denken und als ich auf Facebook sah, dass sie und ER plötzlich sogar Freunde waren, ist alles zerbrochen in mir.

***

Verena Horst, Köln

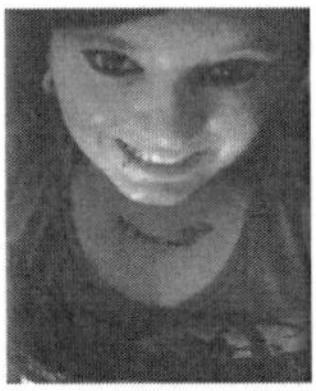

Ich heisse Verena, bin 26 und lebe seit fünf Jahren in einer Beziehung.
Vor zwei Jahren im Juni fing es an, ich wachte auf und hatte einen starken Schmerz im Nacken, meine rechte Hand war merkwürdig am Kribbeln. Ich habe mir da noch keine Sorgen gemacht, sondern alles auf meinen Beruf als Verkäuferin im Baumarkt geschoben. Ich hab mich mit Sicherheit verhoben, dachte ich mir.
Am folgenden Tag morgens kribbelte meine linke Hand. Jetzt wurde ich doch nervös und ging in's Krankenhaus, wo sie mir nach einigen Untersuchungen und ein paar Becher Billig-Kaffee sagten: “Frau Horst, Sie haben einen Zug abbekommen, bitte nehmen Sie diese Voltaren für die Schmerzen und eine Muskelentspannungstablette.”

Gesagt, getan, ich nahm daheim beide Pillen und wurde sehr müde davon. Als ich einschlief und wieder wach wurde waren die Symptome immer noch gleichbleibend.
Am nächsten Tag ging ich zum Orthopäden: ich klagte über taube Arme, kribbelnde Füße, mein Bauch und Organe waren taub und mein Rücken auch. Er untersuchte mich und "pitschte" mich unter anderem in den Bauch, was ich natürlich nicht spürte. Darauf meinte er: "Liebes, Du musst umgehend ins Krankenhaus, ich habe den Verdacht das Du etwas am Gehirn hast." Es kam aufeinmal eine ungewohnte Panik in mir hoch. Wie benebelt verließ ich die Praxis, lief in Trance durch Nippes (Stadtteil von Köln) und rief meinen Mann an, der mich sofort abholte.
Nachdem ich mich im Krankenhaus mit meinen Symptomen anmeldete, wurde ich umgehend untersucht, da sie dachten ich hätte einen Schlaganfall erlitten. Nach MRT, Lumbalpunktion und diversen weiteren Untersuchungen wurde der Verdacht auf Multiple Sklerose gestellt.
Mein ganzes Leben lief wie ein Film an mir vorbei: ich und MS, nein das kann nicht sein! Warum ich? All diese Sachen gingen mir durch den Kopf und da war auch dieser Gedanke, als ich im Zimmer lag und Kortison bekam: es ist alles vorbei, Du bist ein Krüppel, kannst weder laufen, noch richtig Essen, Trinken oder sonst der gleichen.
Nun begann ich zu kämpfen! Das Kortison schlug relativ schnell an, ich bemerkte nach einiger Zeit, dass ich wieder besser laufen konnte und die Spastik in Armen und Beinen ließ auch nach. Ich machte Krankengymnastik und Schritt für Schritt kam ich wieder in mein Leben zurück.
Mit Interferonen begann ich meine Lebensqualität zu halten... nur diese Nebenwirkungen! Ich habe sie kaum ausgehalten, wurde von Tag zu Tag gereizter, fiel in Depressionen. Bis der Tag kam, an dem sich ein erneuter Schub bemerkbar machte. Mein linkes Bein... Bitte nicht schon wieder, das halte ich nicht aus. Meine Mama kam und auf dem Weg in's Krankenhaus nach Mehrheim sind wir über die Zoo Brücke gefahren. "Halt sofort an!", rief ich.
"Was ist los, Süsse?"

Mama, ich springe hier runter, ich kann nicht mehr, mein Leben macht keinen Sinn."
Sie wurde nervös umd meinte: "Bitte, Verena, rede nicht einen solchen Unsinn."
Die Interferone setzte ich ab, weil sie bei mir Depressionen auslösten und bis heute mache ich keine Basistherapie mehr. Es kam ein neuer Schub im Jahr 2012, eine Sehnerventzündung mit kurzer Blindheit, dann noch ein Schub im Januar 2013, da konnte ich nicht mehr richtig sprechen und hatte Schluckstörungen. Wieder bekam ich Kortison.
Ich lebe seit 2 Jahren mit der MS, habe leichte Einschränkungen, aber raffe mich immer wieder neu auf. Ich will und kann damit leben, denn die MS ist nicht der Mittelpunkt meines Lebens! Nur leider bekomme ich oft negative Zusprüche, von wegen ich würde zu vieles auf die MS schieben. Leider kommen solche Aussagen von gesunden Menschen, die sich nicht in eine solche Lage hineinversezten können. Aber ich weiss, dass das Leben schön sein kann - trotz MS! Ich habe soviele nette Freunde gewonnen, leider auch viele verloren. Ich lebe intensiver als vor der Diagnosestellung und nehme alles mit, was ich kann. Das Leben ist viel zu wertvoll! Ich nehme alles anders wahr, ich liebe jeden Tag, an dem ich riechen, schmecken und fühlen kann!
Mein Motto zur Multiplen Sklerose heisst: Never give up!
Es geht immer weiter, was die Zukunft bringt ist ungewiss. Aber ich habe einen starken Mann an meiner Seite und eine ebenso starke Familie, die da sind, wenn es mir schlecht geht. Es gibt nichts wichtigeres, als diesen Halt zu haben.

Meine Geschichte zur MS. Liebe Grüße, Verena :-*

***

Anonym, weiblich

Angefangen hat es, da war ich 10 Jahre alt: meine Mutter konnte nicht mehr richtig laufen, kein Fahrrad fahren. So ganz genau kann ich mich nicht mehr erinnern, ich war ja erst 10 Jahre alt! Und so richtig begriffen habe ich es auch nicht, es hat ja keiner mit mir geredet... so war das damals. Eine Mutter die herumläuft, als wäre sie besoffen, es war für mich das blanke Entsetzen. Mit so etwas wusste ich nichts anzufangen. Es war ein harter Schlag. Von da an musste ich schon ran. Mein Bruder -geistig behindert- nein, DER nicht! Er war schließlich Papas Liebling... endlich ein Junge. Die Weiber waren es, die arbeiten mussten. Hat er was angestellt, habe ich die Dresche bekommen. Ja, so war das vor 40 Jahren . Da haben es die Kinder von heute meistens richtig gut!

Geld war nie da. Mein Vater, Glaser und Lackierer, hat nicht die Welt verdient und dann noch die kranke Frau und zwei Kinder. Heute wäre das einfacher, das Amt hält schon genug bereit. Doch damals war es unvorstellbar für viele und Hilfe war einfach nicht drin.

Schule - da kam ich auch nicht so richtig mit, musste ja zuhause immer mitarbeiten, weil kein anderer konnte/musste/durfte. Einmal sitzengeblieben, viele Fehlzeiten und wer sollte mir helfen? Meine Mutter konnte nicht, mein Vater war froh, wenn er Abends seine Ruhe hatte und von Nachbarn und Freunden? Nein, sie hatte keine. WIR hatten keine! In der selbigen ging es mir auch nicht so besonders, ich war halt nicht die hellste und klamottentechnisch gesehen lief ich immer hinterher. Unter anderem wurde ich gemobbt, geschlagen und die letzten Kröten, die ich hatte, wollten sie auch noch! Nein, ich kann nicht sagen, dass meine Kindheit schön war, vielleicht bevor Mutti krank wurde und als mein Bruder noch nicht da war... da war ich Papas Liebling. Ja, einige Bilder belegen das noch. Da war alles noch „heile Welt“ und ich hab sehr schöne Erinnerungen an diese Zeit.

Der letzte Umzug folgte dann in die Stadt, in das Elternhaus meines Vaters, nicht groß, aber es reichte. Behindertengerecht umgebaut hat er es später auch, das Geld dafür bekam er vom Amt. Und immer ich... alles hing an mir. Er ging Abends in die Kneipe und ich musste zusehen, wie ich zurecht kam: Haushalt, kochen, Wäsche... tagsüber war er schon nicht da und abends dann auch nicht. Die Erinnerungen daran tun weh, aber ich nehme es meinem Vater nicht mehr übel. Er konnte damals wohl nicht anders mit der Situation umgehen. Vielleicht waren seine Kneipenausflüge eine Flucht vor der Realität? Vielleicht waren seine Launen von seiner Angst gekennzeichnet? Ich glaube es!

Meine Mutter - sie konnte nicht alleine auf Toilette, geschweige denn ins Bett. Wer war da? ICH! Da war der Rollstuhl schon lange Programm, 20 Jahre saß sie darin, auch ein elektrischer, ohne den wäre sie nicht mal mehr vor die Tür gekommen. Bevor der da war, habe ich sie immer gefahren. Wir hatten nicht weit zu meiner Oma und da waren wir sehr oft, weil die Luft zuhause unerträglich dick war. Wäre sie gesund gewesen und hätte sich mein Vater trotzdem so verhalten, dann hätte sie sicherlich die Konsequenzen einer Trennung gezogen. Aber sie hatte Angst... Angst vor dem, was kommt.

Dann kam meine Pubertät... noch immer durfte ich meinen Mund nicht aufmachen, mich nicht widersetzen. Auf der Suche nach Liebe bin ich immer an die Falschen geraten. Immer! So zog sich das durch meine ganze Jugend! Bei meiner Oma, die hatte ein Häuschen und einen schönen großen Garten, da habe ich mich wohl gefühlt. Dort kam so ein bisschen Wärme rüber. Ebenfalls bei meiner Patentante, die immer ein offenes Ohr hatte . Obwohl - so richtig konnte ich mit niemanden über die Situation reden, keiner war in der Lage, mir zu helfen. Ich musste mit allem alleine klar kommen, so bin ich zu meiner Stärke gekommen. Aber was war das für ein Leben? Nein, das wünsche ich keinem! Kein Kind sollte so aufwachsen! Wenngleich ich auch sagen muss, dass nicht alles schlecht war! Ich hatte, wie bereits gesagt, schöne Zeiten mit meinen Eltern und auch eine „beste Freundin". An die Zeit mit ihr habe ich auch sehr schöne Erinnerungen. Es war hart, ja... aber wäre es *nur* hart gewesen, dann hätte ich diese Episode meines Lebens vermutlich nicht überstanden.

Das Cortison schwemmte Mutti immer mehr auf, heute gäbe es ja andere BESSERE Medikamente, aber damals gab es nichts anderes. Es war ein schrecklicher Anblick zu sehen, wie sie sich Tag für Tag veränderte... die eigene Mutter und das Wissen, ihr nicht helfen zu

können. Alles fiel ihr schwer, nichts war mehr möglich und dann auch noch eine zickige Tochter, die das alles bald nicht mehr ertragen konnte, bei der die Nerven auch blank lagen, weil keiner es für nötig hielt, mal zu fragen, wie es ihr geht, geschweige denn mal zu helfen. Mein Bruder war in den Behindertenwerkstätten untergebracht, dem ging's soweit gut. Und ich? Keine Ausbildung in Sicht, keine Arbeit. Ein Jahr war ich ohne Versicherung, gut, dass da nichts passiert ist, das wäre ein teurer Spaß geworden . Dann kamen ein paar Jobs, die mich am Leben gehalten haben und mit 20 bin ich ausgezogen. Oh, was hat mein Vater getobt, „seine Krankenschwester" verlässt das sinkende Schiff, aber um meinetwillen musste es sein, obwohl es mir das Herz zerrissen hat, meine Mutti alleine zu lassen. Jeden Tag war ich da... JEDEN! Irgendwann hatte sie dann einen Sozialdienst, weil ich einfach nicht mehr konnte und mein Vater ja sowieso nicht. Ich hatte dann eine Umschulung zur Floristin gemacht - mein Traumberuf! Und das wäre er heute noch, wenn man mich ließe. Arbeiten in diesem Beruf wurde für mich auch immer schwieriger, aufgrund der Marktsituation. Mein eigenes Leben war hinfällig, es galt nur immer die Sorge um Mutti. Ein eigenes Leben hatte ich eigentlich erst, als sie gestorben war. Aber wenn man immer für Andere da war, ist es schwer, ins eigene Leben einzusteigen, vor allem angesichts der Trauer. Kurz drauf folgte meine Patentante. Sie war herzkrank und hat die OP nicht überstanden. Dann starb meine Oma... es war eine grausame Zeit und alles lag auf meinen Schultern. *Warum?* Diese Frage habe ich mir oft gestellt, bin aber zu keiner Antwort gekommen. Ich habe bis heute nicht begriffen, warum Gott mich hat so leiden lassen. Sterben wollte ich oft, nur ist es immer wieder an meiner Feigheit gescheitert. Feige zum Leben aber auch feige zum Sterben... was waren das für Aussichten?
Dann hab ich meine große Liebe in Hessen gefunden und bin weg aus meiner Heimat, weg von all dem Elend. Meinen Vater gab es bis dato noch, aber jeder Kontakt wurde abgebrochen. 1998 bin ich krank geworden... von Anfang an wusste ich, dass es MS ist -WIE BEI MEINER MUTTER- aber keiner wollte mir glauben. Es fing auch so untypisch an, nicht wie in den meisten Fällen: ich hatte eine

Qualle im rechten Auge, ja, so was hatte wahrscheinlich noch niemand. Was dann kam wisst ihr ja aus eigener Erfahrung, aber erst die dritte Lumbalpunktion und MRT haben dann das an den Tag gebracht, was ich schon lange vorher wusste.
So lebe ich schon fast 15 Jahre damit und es geht mir gut! Ich weiss nicht, warum Gott mich so prüft, aber es wird seinen Sinn haben. Manchmal beneide ich die diejenigen, die „normal" sind, aber so schlecht lebt es sich auch nicht. Ich für meinen Teil hab es wohl sogar richtig gut getroffen, im Gegensatz zu manch anderen, was mir sehr leid tut, weil ich ja die böse Seite der MS sehr gut kenne und froh bin, davon verschont geblieben zu sein. Etwas Gutes muss die ganze Sache ja doch haben, oder? Es tut mir sehr weh, wenn ich manches höre, was ich aus Erfahrung weiss und es ist für mich eine sehr starke Erinnerung, die ich dachte verarbeitet zu haben. Nur leider ist sie dann doch immer wieder präsent und ich kann nichts dagegen tun. Die Zeit hat mich sensibel gemacht und meine Nerven sind auch nicht mehr die stärksten, aber das zu schreiben hat mir gerade geholfen, denn das Verständnis ist für mich auch nicht so berauschend, es fehlt den meisten am nötigen Feingefühl.

***

Charlotte Augustin, Salzburg/Österreich

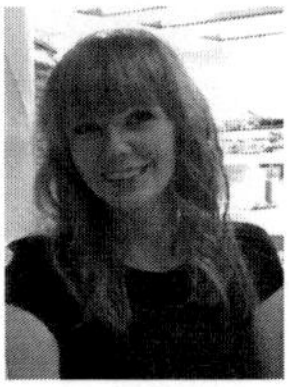

Ein paar Worte zu mir: ich heisse Charlotte und bin im Jahr 1988 in der Tschechischen Republik geboren. Mein Leben verlief ganz normal, bis auf die Tatsache, dass meine Konzentrationsspanne nicht unbedingt übermäßig lang war und dass ich mehr müde war, als der

Durchschnitt der Menschen um mich herum. Das hat mich aber nicht besonderes beeinträchtigt. Im Herbst 2010 habe ich bemerkt, dass mir Sachen aus den Händen fallen, obwohl ich sie vermeintlich *normal* gehalten habe. Nach und nach kamen andere merkwürdige Dinge dazu, wie hin und wieder Kribbeln oder komische Taubheitsgefühle auf meiner Haut. Ich habe diesen Sachen nicht viel Aufmerksamkeit geschenkt und ganz normal weiter gelebt. Im Winter hat sich das verschlechtert und es sind immer mehr Dinge zu Boden gefallen. Am 24.12.10 war ich mir sicher, dass es MS ist: an diesem Tag habe ich mich überfordert und war sehr übernächtigt. Ich saß im Auto und wollte meine Nackenmuskeln strecken, also habe ich meinen Kopf nach vorne gesenkt und in dem Moment bekam ich eine Art Stromschlag in meinen Händen und Beinen. Ein irres Gefühl! Ich machte dieses Bewegung so oft, bis ich begriffen hatte, dass es wirklich damit zusammenhing... Von da an ging es mit meinen Händen Berg ab, nach und nach *verlor* ich sie. Ich hatte kaum noch Kraft und ich spürte **nichts** mehr, meine Arme haben sich angefühlt, als ob sie mit Watte gefüllt wären. Ich muss dazu sagen, dass ich in der Beziehung nicht *normal* bin und empfand diese Symptome als hochinteressant und spannend. Außerdem hatte ich einige taube Stellen auf meinem Körper verteilt, wie zum Beispiel einen Streifen am Bauch, wie auch die Brüste, was seltsam war, und eine Stelle am Rücken. So, all diese Sachen habe ich bis April hinausgezögert. Dann ging ich zum Arzt, der mir gleich eine Einweisung für die Klinik schrieb, in der ich mich dann auch untersuchen ließ. Am 8.4. habe ich ein Bett bekommen, welches ich für zwei Wochen belegte. Erst hat man mit mir sehr viele Teste gemacht: MRT, Gehirnaktivitäts-Test, Lumkbalpunktion (tut nicht weh, ist aber das unangenehmste, was ich kenne) Nervenbahn-Messung, Untersuchung in der Rheumatologie und auch mein Erinnerungsvermögen hat man untersucht. Dann bekam ich die erste Kortison Infusion, insgesamt waren es acht Stück. Die MRT Ergebnisse haben gezeigt, dass ich bereits zwei Herde in Gehirn und zwei im Rückenmark hatte. Die im Rückenmark hatten die Hände-ausfälle verursacht. Meine Kortison-Therapie hat leider nicht sofort angeschlagen, doch mein Arzt erklärte mir, dass das bei Rückenmarks-Herden normal ist. Im Krankenhaus hatte ich auch Ergotherapie verordnet bekommen. Das war sehr deprimierend, ich bekam zum Beispiel eine Schüssel voll mit Linsen, wo auch viele verschieden Gegenstände drin waren. Ich sollte sie finden, schaffte es aber nicht. Das war für mich schlimm.

Das Gefühl in den Händen kam im Juni langsam wieder zurück und etwa im September war es wieder gut, schon fast normal, das Einzige was geblieben ist, war das Kribbeln. Aber daran habe ich mich sehr schnell gewöhnt, speziell wenn ich mich an die Zeit erinnere, wo ich gar kein Gefühl mehr hatte, empfinde ich das bisschen Kribbeln als gar nicht so schlimm. Ab Oktober lebte ich wieder normal und im November hatte ich MRT Kontrolle. Es sind neue Herde dazu gekommen und ein alter hatte sich verschlechtert, die anderen sind gleich geblieben. Daraufhin hat mir mein Arzt mitgeteilt, dass er sich nun sicher sei, dass es MS wäre. Ich muss sagen, für mich ist mein Arzt der beste auf der Welt und ich vertraue ihm voll und ganz! Er ist sehr mitfühlend und weise, hat mir erklärt, dass es kein Weltuntergang ist, dass die Medizin schon sehr weit sei und dass man es mit der richtigen Therapie ziemlich gut im Griff haben kann. Für mich war es trotz der Vorahnung ein Schock, den ich erst verarbeiten musste. Mein Arzt stellte mir alle Therapien vor und beschrieb sie mir ganz objektiv, äußerte aber auch seine eigene Meinung und erwähnte Pro und Contra. Wir haben lange geredet... und er stellte mir seine Schulter zum ausweinen zur Verfügung. Ich wünsche jedem von Euch so einen tollen Arzt, wie meiner es ist!

So bin ich mit meine MS nach Hause gegangen und mit all den Broschüren über alle Therapien. Ich habe mich für *Avonex* entschieden, weil man es nur einmal in der Woche spritzt und keine Hautirritationen auftreten. Möchte noch sagen, dass ich nach der Diagnose auch zu meiner Arbeitgeberin gegangen bin und sie einfach nur toll reagiert hat! Sie sagte, dass wir nun auf mich schauen müssen und dass Sie die Krankheit schon kennt, weil es ihre Schwägerin auch hat und ich anfangen soll, richtig zu essen, kein Fleisch, kein Alkohol, keine Zigaretten und so weiter und so fort.

Liebenswert oder? Sie fragt sehr oft, wie es mir geht und ob es da was Neues gibt. Ich kann mich wirklich glücklich schätzen. Auch mein Freund ist klasse! Er hat es sehr gut angenommen und versucht mich immer zu motivieren und mir in den Hintern zu treten, wenn ich mal den Kopf hängen lasse. Meine Freunde, Kollegen und Familie muss ich auch erwähnen denn sie sind alle unglaublich! Alle haben Anteilnahme und sorgen sich. Sie haben alle sehr toll reagiert und niemand hat mich ausgeschlossen. Ich hatte einfach Glück mit meinem Umfeld.
Zurück zu *Avonex:* als erstes war ich bei einer MS-Schwester, eine ganz liebe Frau. Bei diesem Engel lernt man das Spritzen, indem man in ein Kissen sticht und außerdem den Umgang mit dem *Pen*. Die ersten vier Injektionen musste ich halbieren, also bekam ich normale Spritzen für die ersten vier Wochen. Ich ging damit zum Arzt, weil ich es nicht schaffte, mich selbst zu spritzen. Die erste Spritze hatte ich unterschätzt... es wurde mir gesagt „eine *Ibuprofen* vor der Spritze und nach fünf Stunden noch eine“. Ich habe die zweiten *Ibuprofen* nicht genommen und das dementsprechend bereut. Die Nebenwirkungen waren äußerst unangenehm. Bevor ich weiter darüber schreibe, möchte ich sagen, dass ich mich trotz allem wieder für *Avonex* entscheiden würde, wenn ich müsste. Das Medikament ist sehr gut, war aber nichts für meinen Körper: erstens hatten meine Nebenwirkungen bis zu vier Tagen angedauert, das ist aber nicht üblich, bei den meisten ist es nur ein Tag. Zweitens bekomme ich leicht blaue Flecken, also war ich nach ein paar Wochen so blau, als wenn man mich geschlagen hätte. Die Nebenwirkungen haben sich bei mir mit Schmerzen in den Gliedern und der Wirbelsäule bemerkbar gemacht, außerdem das bekannte Grippegefühl. Gegen diese Sachen nahm ich sehr viel Ibuprofen ein, was nicht gut für die Leber und den Magen ist. Aber ohne ging es nicht, weil ich Vollzeit arbeite und mir nicht erlauben konnte, jede Woche vier Tage außer Betrieb zu sein. Es ging zwar mit den Schmerz-/Grippetabletten, war aber mühsam. Dazu bin ich auch ein „Weichei“, *schmunzel*... das Spritzen an sich war für mich ein großes Problem, nach ein paarmal konnte ich nicht mehr und brauchte vor dem Injizieren eine

Beruhigungstablette. Die gesamte Situation war nicht einfach. Ich habe es aber über längere Zeit probiert, ob es nicht besser wird, habe es mir gewünscht, denn einmal in der Woche zu Spritzen fand ich super und ich hörte auch von einigen, die ebenfalls *Avonex* spritzen, dass sie sich nach und nach körperlich daran gewöhnten und kaum mehr Nebenwirkungen hatten. Das war mein Ziel, aber geklappt hat es leider trotzdem nicht.
Bei eine Kontrolle sprach ich mit meinem Arzt darüber und wir mussten uns für ein anderes Medikament entscheiden. Denn abgesehen von den Nebenwirkungen und der Spritzangst, hatte ich immer wieder Ausfälle, wie häufiges Stolpern, „Wattehände" und das Kribbeln war auch mein ständiger Wegbegleiter. Nach reichlichen Überlegungen einigten wir uns auf *Gilenya*. Ich ging alle Tests und Untersuchungen durch, die man vor der Genehmigung dieser Therapie braucht und alle sind zu meinen Gunsten ausgefallen. Somit durfte ich anfangen. Die erste Tablette bekam ich im Krankenhaus unter ärztlicher Überwachung. Da es keine unerwünschten Reaktionen gegeben hat, durfte ich nach Hause mit meinem „neuen Freund" *Gilenya,* den ich sehr willkommen hieß. Es hat sich alles verbessert und ich fühle mich sehr gut!

Fazit: wenn man sich nicht unterkriegen lässt, kann man auch mit der MS gut leben. Man muss natürlich auf den eigenen Körper hören und sich nicht überfordern, denn das ist wie „Futter" für die MS. Wenn ich müde bin, oder zu schwach, dann schalte ich einfach einen Gang runter und gehe alles ein bisschen langsamer an, denn meine Gesundheit ist mir wichtiger, als alles andere und ich möchte noch lange ein erfülltes Leben leben! Also höre ich ganz genau hin, was mir mein Körper zu sagen hat! Am Anfang und während der schlimmsten Zeiten war natürlich alles voll mit Emotionen und Gefühlen und es fühlte sich schrecklich und hoffnungslos an. Jedoch im Nachhinein, und mit kühlen Kopf betrachtet, ist alles nicht so schlimm. Man muss sich einfach damit abfinden und das Leben genau so nehmen, wie es kommt. Es ist schon blöd genug, dass man die MS hat, man muss sich nicht noch zusätzlich kaputt machen mit

düsteren Gedanken. **Immer positiv denken und nach vorne schauen! Ja nicht hängen lassen!**
Mit diesen Worten Wünsche ich Euch viel Glück und Kraft zum Kämpfen und für's Zusammenleben mit unserer gemeinsamen „Lebensgefährtin".

***

Pia Merzenich, Koblenz

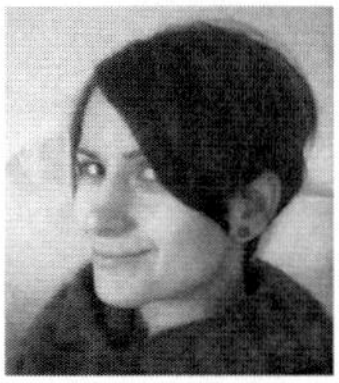

Wo fange ich am Besten an? Bei dieser Geschichte gibt es keinen Faden, der von Symptomen über Arzttermine und Untersuchungen zu einer Diagnose und der Heilung führt. Wenn man so zurück denkt, fallen einem die einen oder anderen Wehwehchen ein, die bereits Anzeichen für die MS hätten sein können. Da waren zum Einen tagelang taube Hände. Da war ich 14 und kam mit meiner Freundin aus dem Kino. Natürlich fand ich es merkwürdig, dass die Hände plötzlich taub waren, aber ich hatte viel zu große Angst, meiner Mutter davon zu berichten. Also hieß es tapfer sein, keine Panik kriegen und abwarten. Nach ein paar Tagen kehrte das Gefühl zurück und alles war wieder wie immer. Dann mit 21 während einer Autofahrt, bei der ich mal wieder versucht habe, mich durch essen selbst vom Fahren abzulenken, fiel mir ein Stück Schokolade in den Schoß. Als ich den Kopf beugte, um eine Schoko-Katastrophe auf meiner Hose zu verhindern, gab es den berühmten Stromschlag entlang der Wirbelsäule. Dazu wurde die komplette linke Körperhälfte taub; nur für den Moment des Beugens. Aber auch das verging irgendwann. Das war im Jahr 2004.
Zusatz-Info: Neben dem „MS-Packerl" habe ich noch ein zweites zu

tragen: Mein Morbus Crohn. Nach jahrelangen Durchfällen und Gewichtsabnahme, hatte ich mich im Sommer 2012 zu einer Darmspiegelung durchgerungen. Irgendwann ist der Leidensdruck einfach größer als das Schamgefühl, sich in den Hintern gucken zu lassen und über seinen Stuhlgang zu philosophieren... Zumal man durch so einen unkontrollierbaren Verdauungstrakt irgendwann gewisse Phobien entwickelt. Wenn man anfängt, sich völlig aus der Gesellschaft zurückzuziehen, wird es Zeit... Darmspiegelung Nr. 1 und Nr. 2 incl. Magenspiegelung ergaben einen Morbus Crohn, der aber nicht behandelt wird. Denn laut Gastroenterologen ist der MC bei mir unbedeutend und macht mir keine Probleme. Das ist natürlich Ansichtssache. Ich war und bin da ganz anderer Meinung. Nun gut...auf den MC will ich nicht weiter eingehen; hier geht es ja um die MS

2008: Auf Anraten meines Optikers besuchte ich einen Augenarzt. Ich bin recht stark kurzsichtig und man empfahl mir, meine Netzhaut doch einmal untersuchen zu lassen. Dies tat ich. Der Augenarzt stellte neben entzündlichen Veränderungen und einer Uveitis ein paar Risse in der Netzhaut fest, die noch am selben Tag gelasert wurden. Da man scheinbar durch die entdeckte Augenentzündung auf andere entzündliche Erkrankungen schließen kann, sollte ich mich nun auf Sarkoidose und Rheuma testen lassen. Damals war mir dieser Hintergrund nicht bekannt.

Also, ab zum Hausarzt. Rheuma wurde per Bluttest ausgeschlossen; auch der Sarkoidose-Befund war negativ (hierzu musste ich meine Lunge röntgen lassen - eine top Lunge, trotz der jahrelangen Raucherei!). Mein Hausarzt fragte mich anschließend, ob ich sonst irgendwelche körperlichen Probleme hätte. Kopfschmerzen! Zu der Zeit litt ich recht häufig an Kopfschmerzen, die aber, meiner Meinung nach von Nackenverspannungen kamen. Liegt ja auch nahe bei einem Bürojob. Er schickte mich zu einer Schädel-MRT. Aufregend! Meine erste MRT. Tja, und dann sitzt man erst einmal im Wartezimmer einer modernen Radiologiepraxis und füllt in Mitten von wirklich kranken Menschen einen Fragebogen gewissenhaft aus. Frauen zeigen ihren Männern ihre MRT-Aufnahme, auf denen ihr

Tumor deutlich zu erkennen ist; andere sind in Begleitung da, weil sie sich nur mühsam alleine fortbewegen können. Und ich mitten drin. Immer noch der Annahme kerngesund zu sein. Völlig fehl am Platz. Die größte Angst, die ich vor der MRT hatte, war, dass ich mich in irgendeiner Form nackig machen müsste. Ja, ziemlich lächerlich, ich weiß.
Nach dieser Untersuchung durfte ich mir -und das war das erste und letzte Mal- den Befund direkt vom Radiologen geben lassen incl. Gespräch. „Sie haben 2 Entzündungsherde im Gehirn. Keine Angst, nichts tumoröses. Aber Sie sollten sich einer Lumbalpunktion unterziehen; nur um gewisse Krankheiten, wie MS, auszuschließen.“ Ok…Auf dem Weg von der Praxis zum Auto habe ich dann krampfhaft versucht, mir dieses Wort zu merken. Lumbalpunktion. Ohne Erfolg. Zurück auf der Arbeit habe ich meinen Kollegen dann erst einmal stolz meine überaus schönen MRT-Aufnahmen präsentiert und mich dann Google bedient, um herauszufinden, was diese Blabla-punktion ist. Tja, ich kann nicht sagen, dass mich das, was ich herausgefunden hatte, beruhigt hätte. Die Vorstellung, eine Nadel zwischen die Wirbel geschoben zu bekommen, um so Hirnwasser abzuzapfen, ist jetzt eher weniger attraktiv. Aber was sein muss, muss eben sein. Der Hausarzt hat mir persönlich einen Termin auf der Neurologie verschafft. Während seines Telefonats mit der Klinik saß ich vor ihm und fühlte mich wie im falschen Film: „… ganz junge Patientin…Verdacht auf MS… dringend ein Bett…“
Hmmm, Verdacht auf MS? Dringend? Ein Bett?! Das sollte dann wohl mein erster Krankenhausaufenthalt werden.
Nach ein paar Wochen durfte ich antanzen. Im Krankenhaus hat man mir gefühlte 1000 Mal Blut abgenommen, Nervenleitgeschwindigkeit gemessen, die typischen neurologischen Tests wie den Seiltänzergang durfte ich in Unterhosen bzw. in meinen neuen, schwarzen, super-sexy, extra für den Krankenhausaufenthalt gekauften Panties sehr elegant vor den Augen meiner Zimmergenossin und eines äußerst unsympathischen Oberarztes machen. Und eben die Lumbalpunktion - ein Highlight! Mittlerweile hatte ich eigentlich keine große Angst mehr davor; die Neugierde

überwog eindeutig. Ich durfte mich auf mein Bettchen setzen, ein Kissen umarmen und mich schön nach vorne beugen. Die junge Assistenzärztin gab mir vor, wie ich atmen soll und schob mir dann sehr zärtlich die Kanüle in den Rücken. Man merkt eigentlich nur, dass da etwas reingeschoben wird; Schmerzen hatte ich keine. Es dauert dann einen Moment, bis genug Liquor ins Röhrchen getropft ist. Irgendwann merkte ich, dass die Nadel wohl einen Nerv berührte. Mein linkes Bein fing leicht an zu zucken und es wurde langsam dezent unangenehm. Nach der Punktion sollte ich mich einen Moment flach hinlegen und dann durfte ich tun, was ich wollte. In Sachen post-punktionalem (ob es das Wort gibt?!) Verhalten sind sich die Ärzte recht uneinig. Die einen sagen, man soll flach liegen bleiben und viel trinken, die anderen raten einem sich zu bewegen… und viel zu trinken. Ich bin gut gefahren mit meiner Bewegung. Keine Kopfschmerzen. Ich habe lediglich mein Pflaster durchgeblutet. Das wurde aber im Halbschlaf gewissenhaft von der Nachtschwester gewechselt und ich hatte leichte Rückenschmerzen, bzw. ein Druckgefühl auf Höhe der Einstichstelle. Aber alles halb so wild.

Nachdem mein Liquor untersucht wurde, wurde mir gesagt, es könnte MS sein, muss aber nicht. Nun ja, sämtliche andere Krankheiten wurden per Liquoruntersuchung ausgeschlossen. Diagnose also: *Mögliche MS*.

Nach 3 Tagen Krankenhausaufenthalt durfte ich wieder nach Hause und sollte nach 6 Monaten eine Kontroll-MRT machen lassen. Gesagt, getan: Ohne neue Veränderungen.

Nach dieser ganzen Aufregung hatte ich dann erst einmal Ruhe bis zum Oktober 2010: Ich hatte erst auf Muskelkater in den Beinen getippt. Nach 2 Tagen kam es mir aber doch recht merkwürdig vor - vor allem, ohne Sport Muskelkater?! Mysteriös. Zu diesem Gefühl kamen noch nächtliche „Krämpfe“, die mich nicht schlafen ließen. Es war ein seltsames Gefühl. Wie, wenn einem etwas eingeschlafen ist und es grade wieder aufwacht. Wenn man sich dann bewegt, kribbelt es unangenehm und schmerzhaft. So war es die ganze Nacht. Außerdem gab es noch dieses Schwächegefühl in den Beinen. Wenn

ich mich aus dem Sitzen aufgerichtet habe, musste ich zunächst inne halten, weil ich das Gefühl hatte, meine Beine könnten meinen Körper nicht mehr halten und knicken weg. Das war nicht der Fall; aber das Gefühl alleine hat schon gereicht. Das waren alles Gefühle, die ich nicht kannte. Und es ist seltsam, als Erwachsener Dinge zu empfinden, die man bis dato nicht kennengelernt hat. Irgendwie geht man ja doch davon aus, nach 27 Jahren seinen eigenen Körper perfekt zu kennen. Nach ca. 5 Tagen kam mir dann wieder die MS in den Kopf. Ich ging zum Hausarzt, berichtete ihm von meinen Problemen und bat ihn, mir eine Überweisung für eine neue MRT zu geben. Diese hatte zum Ergebnis, dass es einen neuen Entzündungsherd gab, der zu den von mir beschriebenen Problemen passte. Nun wurde es Zeit, sich einen Neurologen zu suchen, der mich dann wahrscheinlich für den Rest meines Lebens betreuen sollte bzw. solange bis er in Rente geht. Es dauerte drei Monate, bis ich meinen ersten Neurologen-Termin hatte. Ich habe ganze vier Stunden in der Praxis verbracht. Es gab erst eine Aufklärung über die Krankheit und über die möglichen Therapien, dann noch die ein oder andere Untersuchung. Innerhalb dieser 4 Stunden hat sich mein komplettes Weltbild verändert. Anfangs war ich noch fröhlich, machte Witze und wunderte mich, dass der Arzt nicht mit lachte. Mit der Zeit erkannte ich dann aber den Ernst der Lage: Ich habe offiziell Multiple Sklerose. Oder besser gesagt eine „wahrscheinliche MS“.
Nach dem Temin hatte ich eine große Tüte Infomaterial unter dem Arm, in der sich Broschüren von sämtlichen Pharmaunternehmen befanden. Ich muss gestehen, ich war leicht überfordert. Ich sollte nun selbst entscheiden, welches Medikament ich nehmen soll? Spitze! Oder doch *Spritze*? Denn diese Basistherapien waren alle per Injektion zu verabreichen. Selbst spritzen. Schön… Ich hatte vier Wochen Zeit, mir etwas auszusuchen. Leider musste ich aber innerhalb dieser vier Wochen schon wieder beim Neurologen vorstellig werden wegen Schub Nr. 2. Jetzt war ganz schnell aus der „wahrscheinlichen MS“ eine „offizielle schubförmige MS“ geworden (irgendwie freut man sich sogar, wenn das Kind endlich einen richtigen Namen hat).

Es gab 3 x 1000 mg Kortison per Infusion. So eine Stoßtherapie ist auch ein Erlebnis, dass man sich kaum vorstellen kann. Völlig aufgeputscht findet man einfach keinen Schlaf und fängt mitten in der Nacht an, die Küchenschränke auszuwaschen oder Topflappen zu häkeln. Was sich alles etwas schwierig gestaltet, wenn Arme und Beine komplett eingeschlafen sind und jede Bewegung eine Qual ist. Nach Infusion Nr. 2 und 3 sieht man irgendwann leicht aufgedunsen aus und hat leuchtend rote Wangen. Ich nenne es den „Schneewittchen-Modus". Ich werde zusätzlich am ganzen Oberkörper völlig berührungsempfindlich. Ob es die Kleidung auf der Haut ist oder eine Stuhllehne - es ist nicht auszuhalten. Während der ersten Kortisonbehandlung durfte ich mich auch schon an das selbst spritzen gewöhnen. Um einer eventuellen Thrombose vorzubeugen, musste ich mir Thrombosespritzen in den Bauch stechen. Und die sind wirklich nicht angenehm. Mein Bauch hat am Ende gar fürchterlich ausgesehen (auf Anfrage kann ich auch gerne ein Beweisfoto einreichen). Die Erholungs- und Rehabilitationsphase nach dieser ersten Stoßtherapie verbrachte ich an der Nordsee. Der Urlaub war bereits gebucht und ich hatte das OK von meinem Arzt, weil „…meine medizinische Versorgung dort gewährleistet war…". Und wieder fragt man sich „Was ist hier los?!" Meine medizinische Versorgung? Über so etwas hatte ich mir bisher bei der Urlaubsplanung nie Gedanken gemacht. Während dieser Zeit lernte ich meinen Körper noch einmal ganz neu kennen. Irgendeiner hatte wohl mit dem Finger geschnippt und mich von einer 27-Jährigen von jetzt auf gleich in eine 87-Jährige verwandelt. Innerhalb dieses Jahres habe ich rein körperlich etliche Lebensjahre hinter mir gelassen. Auf Schub Nr. 2 folgte 2011 nämlich noch Schub Nr. 3 und 4. Jedes mal gab es Kortison und meine Basistherapie hatte ich auch begonnen, dazu ein unbehandelter MC, der mich täglich mit 6-8 Durchfällen und Bauchkrämpfen quälte. Seitdem habe ich keine Nacht mehr durchgeschlafen. Jede Woche 3 Spritzen und dazu Schmerzmittel. Ohne diese ertrage ich nämlich nach wie vor die Nebenwirkungen des Interferons nicht (von wegen „die ersten 3 Monate"…). Es zerrt an einem. Nicht nur körperlich…

Wochenlang schleppte ich mich morgens zur Arbeit. Ich saß die ganzen 8 Stunden an meinem Platz, angespannt, total nervös und mir ging nur ein Gedanke in Endlosschleife durch den Kopf: *Bleibst du hier, fährst du heim, bleibst du hier, fährst du heim?!* Ich hatte nur Angst, kein anderes Gefühl mehr. Keine Freude, noch nicht mal Zorn oder Wut. Was tut man, wenn man sich über nichts mehr freuen kann? Wenn da einfach nichts ist? Nichts! Nur diese Panik? Zunächst versucht man, einfach so weiterzuleben; sich nichts anmerken zu lassen. Dann versucht man es mit den Dingen, die einen früher glücklich gemacht haben. Man fährt in die Stadt, um dort ein kleines Vermögen für neue Klamotten auszugeben. In der Stadt angekommen, treibt man mit dem Fluss der Menschenmassen durch die Straßen und denkt es nicht nur, nein, man spürt es regelrecht: *Das ist so sinnlos.* Nach einer halben Stunde war ich wieder zuhause.
In dieser Zeit hatte ich zunächst mit irgendwelchen homöopathischen Beruhigungstropfen und Lavendelkapseln versucht, mich in den Griff zu bekommen. Es funktionierte nicht. Irgendwann kam der Tag, an dem ich es morgens nicht schaffte, mich aus dem Bett zu quälen bzw. die Wohnung zu verlassen. Der erste Gedanke nach dem Aufwachen –wenn man es als Aufwachen bezeichnen kann, denn eigentlich war ich die ganze Nacht nie richtig weg– war: *Bitte wieder einschlafen!* Ich überwand mich, meiner Kollegin per SMS zu sagen, dass ich nicht zur Arbeit komme. Ich nannte einen anderen Grund, weiss aber nicht mehr welchen. Gut, zu sagen „ich kann einfach nicht." wäre nicht so optimal gewesen. Ich hatte Angst. Ständige Angst! Diese Anspannung machte mich wahnsinnig. Nachdem ich mich krank gemeldet hatte, saß ich in meinem Wohnzimmer und heulte. Ich hatte zu der Angst und den schlechten Gefühlen nun auch noch ein schlechtes Gewissen, dass ich meine Kollegen im Stich lasse und jemand anderes meine Arbeit machen musste. Ich wollte einfach nicht mehr. Und so, wie es war, konnte es auch nicht weiter gehen. Ich hörte auf dem Sofa sitzend in mich hinein, ob ich wirklich gar nicht mehr wollte. War dann aber beruhigt, festzustellen, dass der Sprung vom Balkon nicht an Attraktivität gewonnen hatte. Keine Suizidgedanken - das war ja

schon mal was! Am Tag darauf ging ich wieder zur Arbeit.
Eine Woche später hatte ich -Gott sei Dank- wieder einen Termin bei meinem Neurologen. Auf die Frage, wie es mir denn ginge, hab ich ihm alles erzählt. Ich sei nur noch angespannt, würde den Kontakt zu Menschen scheuen, Gesellschaft sei für mich ein unerträglicher Zustand und ich könne mich über nichts mehr freuen. Mein Neurologe kennt seine Patienten sehr gut, auch wenn er sie nur sporadisch sieht. Mich kannte er zu diesem Zeitpunkt offenbar auch schon… Er hatte meine Veränderung sofort bemerkt und bestätigte, dass ich meine Leichtigkeit, den Frohsinn und die Fröhlichkeit verloren hatte. Ich hatte mich verloren. Irgendwo zwischen Diagnose, Schüben, Basistherapie, Erwartungen meiner Mitmenschen, Enttäuschung meiner Mitmenschen, meiner eigenen Enttäuschung über mich selbst. Während ich ihm erzählte, wie es mir geht, fiel eine riesige Last von mir. Ich musste mich unglaublich zusammenreißen, nicht in Tränen auszubrechen. Er nannte mir Möglichkeiten, wie wir weiter verfahren konnten. Da war zum Einen der Wechsel zu einem anderen Interferon, zum Anderen ein Antidepressivum und/oder eine Psychotherapie. Zu der Psychotherapie gab er die Anmerkung, dass es sehr lange dauern kann, einen Therapieplatz zu finden, er aber gute Psychologen kenne, bei denen er für mich vorsprechen würde. Ein toller Mann!
Nun ja, ich entschied mich, bei meinem Interferon zu bleiben (ich wollte ihm noch eine Chance geben) und für ein Antidepressivum. Zu einer Psychotherapie konnte ich mich nicht durchringen.
Nachdem das Antidepressivum eine gewisse Anlaufzeit von ca. drei Wochen hatte, die ich mir mehr oder weniger geschickt in meinen Sommerurlaub gelegt hatte (mit Erstverschlimmerung alleine im Wellness-Hotel, herrlich! Vor lauter Schiss im Hotel-Restaurant zu essen, habe ich mir lieber einen Döner geholt und ihn in einer Aldi-Tüte ins Hotel geschmuggelt…), ging es mental langsam bergauf. Vorerst.
Jedenfalls, um zum Abschluss zukommen: Während meine Altersgenossen und Genossinnen Kinder bekommen haben, habe ich mir meine zwei chronisch-entzündlichen Herzchen angelacht. Ich

nenne sie „die Zwillinge"…
Man muss lernen, damit umzugehen. Zu akzeptieren, dass man nicht mehr so kann, wie man will. Ob es der Verfall der heimischen Ordnung ist, weil man nach ca. 15 Minuten Hausarbeit fix und fertig ist und bedingt durch einen unermüdbaren Ehrgeiz nach weiteren 15 Minuten vor Spastiken und Schmerzen in den Beinen nicht mehr stehen kann. Oder das tägliche Zähneputzen, das mittlerweile entweder mit einem Zwischenstop stattfinden muss oder alternativ zweihändig (mit der linken Hand wird dann der rechte Arm noch für die letzten 30 Sekunden Putzvorgang gestützt), weil es der „starke" rechte Arm nicht mehr schafft, 3 Minuten Zähneputzen zu meistern. Man muss lernen, einfach öfter die Dinge zu tun, die man wirklich will und die, die man nicht will, nicht zu tun (das ist im Übrigen für JEDEN empfehlenswert!). Und das ist schwer. Oft stehen einem die eigenen Erwartungen und die des Umfeldes im Weg. Einladungen ablehnen oder gar nicht erst annehmen, Verabredungen kurzfristig absagen, mit dem Patenkind nicht mehr durch die Gegend rennen, und und und. Man enttäuscht regelmäßig andere Menschen und dazu noch sich selbst. Es vergeht kaum ein Tag, an dem mich meine Krankheiten nicht an sich erinnern. Sich schonen, nicht überanstrengen, aber doch fordern und am Ball bleiben. Die Balance zu finden ist unglaublich schwierig. Ich habe sie noch nicht. Ich hatte bis jetzt irgendwie nie wirklich Zeit dafür; jeder Schub wirft dich zurück und es heißt „gehe zurück auf Los, ziehe keine 2.000 Mark ein!" Und der nächste kommt bestimmt…

Mittlerweile ist meine Schubrate von 4 auf 2 pro Jahr gesunken. Meine MRT-Bilder sehen auch verhältnismäßig gut aus. Meine Krankengymnastik macht mir Spaß und ich rede mir ein, ich entwickle langsam einen Knackarsch (ok, ein Knackarsch mit Dellen, aber gut…). Im Moment bin ich zufrieden. Ich spritze brav weiter meine Interferone, versuche mich nicht an meinen fleckigen Oberschenkeln zu stören und nehme vorbildlich die ständigen und nervigen Arzt- und MRT-Termine wahr.
Meine Schübe waren bis jetzt zum Glück eher leicht und ich habe

kein großes Geschenk von ihnen zurückbehalten. Eine kleine Empfindungsstörung hier, eine erhöhte Spastizität da, eine mittelschwer ausgeprägte Fatigue. Aber: **Weiter geht's!** Bis zum Rentenalter ist es noch ein Stück!

Ein Tipp: Wenn man sich eine schöne „Background-Musik“ im Kopf behält, ist es ein wenig leichter… **In diesem Sinne „Let's get it on!“** (von Marvin Gaye… wer so damit nichts anfangen kann, ein kurzer Blick ins Internet genügt…I love it! Eignet sich auch hervorragend für andere Situationen…;-))

***

Jana Smallwood, Kastl

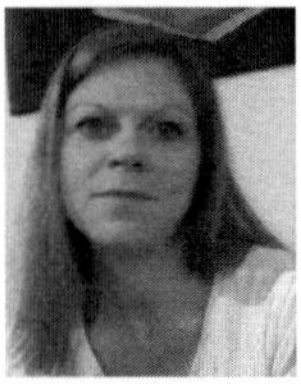

Ich bin Jana, 30 Jahre alt, verheiratet und habe zwei Kinder. Die Diagnose MS bekam ich im Dezember 2011 bestätigt. Mein Mann war derzeit mit dem Militär in Afghanistan.
Angefangen hat alles mit - wie ich sie nannte - Kreislaufproblemen, Schwindel, Schmerzen in den Beinen und unzählige Muskelentzündungen. Ich war sehr sportlich, joggte jeden Morgen bei Wind und Wetter eine Stunde, ging dreimal die Woche ins Fitnesstudio und machte zweimal pro Woche Zumba. Ich liebte die Sonne. Ich liebte es, an Seen zu liegen und liebte lange Wanderungen.
Die "Kreislaufprobleme" hatte ich schon seit Jahren, mir war oft sehr übel und Kopfschmerzen hatte ich ebenfalls häufig, habe es jedoch nie richtig wahr genommen. Sobald mir etwas weh getan hat, dachte ich, *ich warte noch bis nächste Woche, wenn es dann nicht besser ist, gehe ich zum Arzt*. Bis dahin waren die Schmerzen meistens wieder

verschwunden. Ich hatte die Zeit nicht, zum Arzt zu gehen. Mein Mann nicht zu Hause, meine Eltern und Geschwister wohnen fast 200km weit weg, meine Mutter hatte neun Bandscheibenvorfälle und war ständig im Krankenhaus und auf Reha, also hatte sie auch nicht die Zeit, sich um uns zu sorgen. Freunde hatte ich einige um mich, aber Schwäche zeigen und sagen, dass mir alles weh tut? Nein, nicht vor den Kindern! Ich musste stark sein für meine Kinder, musste funktionieren.

An einem Samstag im Oktober 2011 machte mir meine Unvorsichtigkeit mit mir selbst einen Strich durch die Rechnung: Meine Große war Cheerleaderin für eine Footballmannschaft, die an diesem Tag ihr letztes Spiel hatten. Mein Kleiner war mit seiner Fußballmannschaft ca. 60 km weit weg bei seinem letzten Fußballspiel.

Es war sehr heiss an diesem Tag und ich stand während des Spiels gut drei Stunden in der prallen Sonne. Schon beim Aufstehen am Morgen war mir sehr schwindelig und ich fühlte mich nicht wohl, aber ich schob es wieder einmal auf den Kreislauf und den Stress, den ich in den Wochen zuvor hatte. *Nichts weiter,* dachte ich.

Mein Kleiner kam an dem Tag erst um 16 Uhr wieder mit dem Bus, also gingen meine Große und ich etwas essen und wollten anschließend zum shoppen gehen. Wir schafften das Essen und auf dem Weg zurück zum Auto fing mein Herz zu rasen an und ich hörte alles weit weg, Leute, die vorbei liefen, sahen aus, als ob sie schwebten... Jetzt bekam ich es mit der Angst zu tun und mir huschten tausend Gedanken durch den Kopf: *Es darf mir nichts passieren, meine Kinder brauchen mich; ich muss mich zusammenreissen, wir sind ja bald zu Hause.* Ich dachte, wenn ich etwas Wasser trinke und mich ein paar Minuten ausruhe, geht das wieder und ich kann nach Hause fahren. Aber mein Herz wurde immer schneller und kalter Schweiss lief mir den Rücken herunter. Mir war kalt und heiss zur gleichen Zeit.

Am Auto angekommen legte ich mich auf den Ruecksitz und meine Große starrte mich mit ihren riesigen Augen an und sagte: "Mama, du siehst so komisch aus, soll ich Hilfe holen?"

Ich versuchte ihr zu sagen, dass es gleich wieder in Ordnung wäre,

ich muss mich nur ein paar Minuten ausruhen, aber es kamen keine Worte aus meinem Mund. Ich sah nur noch, wie sie mein Handy aus meiner Tasche kramte und hörte sie sagen: "meiner Mama geht es nicht gut, kannst du bitte kommen und uns abholen?"
Eine Weile später kam meine Freundin (und Nachbarin). Ich wollte ihr sagen, dass mein Kleiner vom Bus abgeholt werden muss, aber ich konnte nichts sagen... Es war so furchtbar und meine Angst wurde immer größer. Etwas später war auch der Notarzt und ein Krankenwagen hier und ich hatte fünf Sanitäter in meinem Auto. Noch im Auto wurden einige Tests gemacht und ich bekam eine Infusion mit einem Beruhigungsmittel gelegt, damit sich mein Herzschlag wieder etwas normalisierte.
Mittlerweile hatte meine Freundin auch schon meinen Kleinen abgeholt. Der Sanitäter erklärte meinen Kindern, dass er mich jetzt ins Krankenhaus bringt, um zu schauen, was mit mir los ist.
Ich wäre am Liebsten von der Trage gesprungen und hätte gesagt *"ich gehe nicht ins Krankenhaus",* aber diesmal waren die "Kreislaufprobleme" etwas stärker als sonst und mir wurde klar, dass ich mich vielleicht erstmal mit einem Arzt unterhalten sollte.
Gesagt - getan. Angekommen im Krankenhaus, noch ziemlich benommen von dem Beruhigungsmittel, versuchte ich dem Arzt klar zu machen, dass ich gerne Montag Früh wieder kommen kann, aber heute nach Hause muss. Er klärte mich über Risiken auf und sagte, es wäre sehr verantwortungslos, in meiner Verfassung nach Hause zu gehen. "Ja, das verstehe ich schon aber ich gehe trotzdem nach Hause."
Es war jetzt 21 Uhr, mir ging es schon viel besser. Ich zitterte etwas, aber das war die "Aufregung". Also rief ich meine Freundin an und sagte ihr sie soll mich bitte abholen.
Zu Hause angekommen erzählte ich allen, dass mein Kreislauf sich beschwerte und alles in Ordnung sei.
Montag Früh machte ich die Kinder für die Schule fertig und fuhr weiter ins Krankenhaus. Der Arzt sagte, dass sie mich gerne einige Tage dort behalten möchten, um Tests zu machen. Und wieder sagte ich ihm, dass ich nicht bleiben kann, da mein Mann in Afghanistan

ist und ich mich um meine Kinder kümmern muss. Also bekam ich in der Woche jeden Morgen einen Termin. Gegen Ende der Woche und gefühlte 100 Tests später, hatten sie Ärzte noch immer kein Ergebnis und entließen mich mit der Diagnose "Herz-Kreislauf-Probleme" und den Worten: "Frau Smallwood, sie hatten stark Unterzucker und müssen etwas mehr essen. Passen sie auf sich auf, versuchen sie den Stress zu vermeiden und wenn etwas sein sollte, kommen sie jederzeit wieder zu uns"
Wusste ich's doch - Kreislaufprobleme!
Die nächsten Wochen waren etwas relaxter - ich ließ auch Zumba für einige Wochen ausfallen und besorgte mir ein paar Vitamine, die das Herz-Kreislauf-System unterstützten.
Meine Freundin allerdings meinte, dass sich das nicht nach „Kreislaufproblemen“ anhört und zählte meine "Wehwehchen" auf, die ich in den letzten Wochen hatte und bestand darauf, nochmal zum Arzt zu gehen. Mitte November ging ich also nochmal zum Arzt und der schickte mich zum Neurologen. *Was hat denn jetzt ein Neurologe mit Herz-Kreislauf zu tun?*
Der Neurologe sagte, dass er gerne ein MRT von meinem Schädel und der Halswirbelsäule machen würde, wo ich dann auch am nächsten Tag einen Termin bekam.
Das Ergebnis klang nicht gut: "Frau Smallwood, wir haben einige Anzeichen für einen Tumor im Gehirn und würden Sie gerne ein paar Tage behalten für weitere Untersuchungen."
"NICHT SCHON WIEDER!"
Diesmal war aber meine Freundin dabei und "zwang" mich im Krankenhaus zu bleiben. Sie fuhr nach Hause, um meine Tasche zu packen und meine Kinder abzuholen.
Am nächsten Morgen wurden Nervenströme in Armen, Beinen und Kopf gemessen. Auf meine Fragen ging er überhaupt nicht ein und versicherte mir immer wieder, dass alles ok sei und er nur einen bösartigen Tumor ausschliessen möchte.
Zwei Tage später hatte ich immer noch kein Ergebnis und wollte nach Hause. Mein Mann machte sich große Sorgen. Er sagte, er hätte im Internet einige Symptome gegoogelt und es hörte sich nach etwas

Ernstem an. Und ich habe ihm nicht einmal alles erzählt, um ihn nicht zu belasten.
Es folgte eine Lumbalpunktion und einen Tag später hatte ich meine Diagnose: Multiple Sklerose! *Das kann nicht sein, ich doch nicht!* Plötzlich sah ich meine Tante vor mir - im Rollstuhl, den Kopf hängend, zitternd am ganzen Körper, unfähig zu sprechen... ein Pflegefall mit 45 Jahren. Meine Tante hatte MS und ist vor 2 Jahren gestorben. Es fing bei ihr in den Beinen an und innerhalb von 10 Jahren hatte sich die Krankheit Macht über ihren ganzen Körper verschafft. Ich war so schockiert, dass ich gar nichts mehr fühlte in dem Moment. Ich konnte dem Arzt nicht mehr folgen und hörte nur noch etwas von Injektionen. Sein Büro verließ ich mit einem Stapel Büchern, einem Zettel mit der Telefonnummer einer MS-Schwester und einem Terminzettel.
Zurück in meinem Zimmer wurde mit den Kortisoninfusionen begonnen und meine Mutter kam einige Stunden später, um sich um die Kinder zu kümmern, während ich noch sechs Tage im Krankenhaus blieb.
Immer und immer wieder hatte ich meine Tante vor Augen und eine furchtbare Angst vor dem, was noch kommt. Meine Mutter versuchte mich aufzubauen, indem sie mir sagte, dass meine Tante jegliche Therapien ablehnte und nicht mit den Ärzten zusammengearbeitet hatte, aber ich das tue und es deshalb nicht das Ende sei.
Der nächste Termin beim Neurologen war schon 14 Tage später und ich musste wieder eine Woche im Krankenhaus bleiben, für eine weitere Kortison-Stosstherapie. Anschließend wurde ich auf *Rebif* eingestellt.
Diesmal habe ich das Kortison überhaupt nicht vertragen und mir ging es viel schlechter als vorher – ich hatte nicht die Kraft zum Sprechen, Laufen, oder mich um meine Kinder zu kümmern. Ich war so froh, dass meine Mutter bei mir war und meine Nachbarn, die für uns da waren.
Am 22.Dezember bekam ich vom Kommandeur der Einheit meines Mannes die Nachricht, dass mein Mann auf dem Weg nach Hause ist. Ich hatte meinen Mann seit sieben Monaten nicht mehr gesehen, aber

hatte nicht einmal jetzt die Kraft, mich richtig auf ihn zu freuen.
Mein Vater holte meine Mutter am 23.Dezember ab. Es ging langsam bergauf, ich fühlte mich schon etwas besser. Jetzt hatte ich hauptsächlich mit der Angst zu kämpfen, ob mein Mann gut hier in Deutschland ankommen würde, da ich seit ein paar Tagen schon nicht mit ihm gesprochen hatte. Am 25.Dezember war er dann endlich zu Hause und ich konnte mich jetzt auch richtig freuen. Es tat gut, ihn im Arm zu halten.
Ich habe seitdem drei Schübe hinter mir: Dauerschwindel, Gefühlsstörung in der kompletten rechten Seite, Geschmacksstörungen, sowie Sehstörungen, ab und an Sprechstörungen und Kraftlosigkeit, Empfindungsstörungen und Schmerzen in Beinen. Nach drei Monaten wurde ich auf *Copaxone* umgestellt, da ich *Rebif* nicht vertrug.
Ich versuche, so gut es geht, nicht an die Krankheit zu denken. Oft zweifle ich an den Medikamenten, denke manchmal, dass es mir vor der Basistherapie besser ging, aber habe immer das Bild meiner Tante vor Augen, was mir einen Tritt in den Hintern verpasst und ein Ansporn ist, die Therapie weiterzuführen.

***

Anna Lewitzky, Krefeld

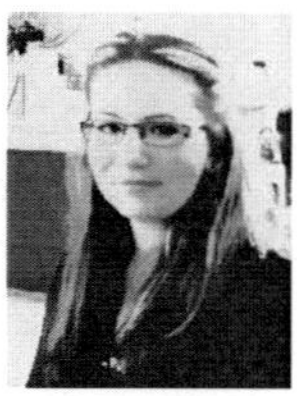

Mein Name ist Anna, ich bin 16 Jahre alt, gehe noch zur Schule und möchte mein Abitur machen.
Die ersten Symptome waren im Januar 2011 spürbar, ich kam wie immer von der Schule und war einfach müde und erschöpfter als sonst, so beschloss ich, mich eine Stunde hinzulegen. Als ich

aufwachte war mein rechter Fuß taub und als ich aufstand hatte ich das Gefühl, es würden Millionen von Ameisen unter meinem Fuß krabbeln. Dies hielt genau eine Woche an und verschwand, also dachte ich, es wäre nichts schlimmes gewesen, oder einfach nur ein eingeklemmter Nerv. Genau deswegen ging ich nicht zum Arzt.
Das restliche Jahr verlief gut und die Sache war schon längst vergessen. Im Januar 2012 stand ich morgens auf und merkte sofort, dass irgendwas nicht stimmte, da diesmal beide Füße taub waren. Ich wartete 2-3 Wochen, da ich hoffte es würde, wie beim ersten Mal, wieder verschwinden, doch diesmal wurde es immer schlimmer. Je länger ich wartete, desto mehr stieg das Taubheitsgefühl. Meine linke Körperhälfte war von den Zehen bis zum Hals taub und meine rechte von den Zehen bis zum Bauch. Dieses Taubheitsgefühl belastete mich sehr, auch in der Schule. Ich konnte nicht lange sitzen und alle in meinem Umfeld rieten mir einen Arzt aufzusuchen. Dies tat ich auch, meine Mutter vereinbarte einen Termin beim Neurologen und dann hieß es nur: „Sie muss schnell ins Krankenhaus!“. Ein Schock für mich, ich hatte große Angst. Doch ich wurde sehr nett aufgenommen und es folgten MRT-Aufnahmen, die selbstbenannten „Elektroschocks“ und natürlich auch die Lumbalpunktion. In der einen Woche, wo ich im Krankenhaus lag, hab ich fünf Tage lang 1000 mg Kortison am Tag bekommen. Die Nebenwirkungen waren schlimm: Ich konnte nicht mal vom Bett aus zur Toilette gehen, ohne erschöpft zu sein und hatte kaum erträgliche Kopfschmerzen. Dann am 31.01. war mein Geburtstag. Schlimm genug, dass ich den im Krankenhaus verbringen musste, aber noch schlimmer war, dass genau an diesem Morgen ca. sechs Ärzte in mein Zimmer kamen und mir die Diagnose Multiple Sklerose mitteilten. Sie meinten ich hätte 22 Herde im Kopf und 2 in der Halswirbelsäule. Das musste erstmal verdaut werden und ich habe viel geweint. Das positivste an diesem Tag war, dass ich nach Hause durfte!
Tysabri hieß der Schatz, das Wundermittel, meine Medikation. Sie gaben es mir von Anfang an, ich habe es gut vertragen und mir ging es stetig besser. Doch immer blieb die Angst vor PML. Im März 2013 wurde bei mir der JC-Virus positiv diagnostiziert, obwohl er

vorher immer negativ war. Noch ein Schlag für mich und das bedeutete wieder eine Veränderung, auf die ich keinen Einfluss hatte. Zusammen mit meiner Familie entschied ich mich für eine Umstellung auf *Betaferon* und bisher läuft es super.
Seit Januar 2012 hatte ich keine Anzeichen mehr auf einen Schub, doch eine Frage blieb immer offen: *Wie lange habe ich schon die MS?* Diese Frage hat mich so gequält, dass ich meine Mutter fragte, ob vorher schon irgendwelche Anzeichen da waren, die von den Ärzten eventuell nicht richtig behandelt oder beachtet wurden. Sie sagte, dass ich als 4-jährige die rechte Pupille auch bei Tageslicht immer groß hatte, im Krankenhaus musste ich ein EKG deswegen machen, doch sie haben nichts festgestellt. Als ich 6 war fingen die Sprachprobleme an, ich stotterte sehr, konnte keinen Satz korrekt aussprechen. Dies legte sich in den Jahren durch eine Sprachtherapie. Ja, und trotz diesen Informationen bin ich immer noch im Ungewissen.
Dass Multiple Sklerose die Krankheit der 1000 Gesichter ist, dem stimme ich vollends zu! Man weiss nie, was als nächstes geschieht. Doch eins weiss ich: dass meine Familie und meine Freunde immer zu mir halten werden, auch in schweren Zeiten. Sie lieben mich so wie ich bin und wissen, dass die MS Teil meines Lebens ist und immer sein wird.

***

Jessica Tschöpe, Marsberg

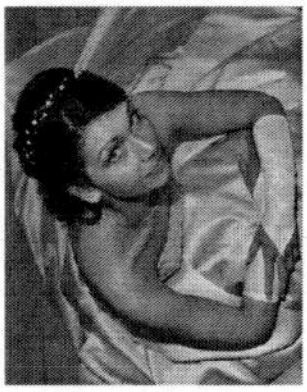

Meine ganz persönliche MS Geschichte begann an einem Freitag. Kurz zu mir, ich heiße Jessica, bin 25 Jahre und habe meine Diagnose im Oktober 2010 bekommen.

Ich bin ganz normal aufgestanden, um mich für die Arbeit fertig zu machen. Allerdings, irgendwie war es doch kein so normaler Morgen. Ich hatte eine Art Schmierfilm auf dem linken Auge. *Hmm, okay vielleicht vom Schlafen, geht wieder weg*, war der erste Gedanke. Also habe ich mich wie gewohnt erstmal weiter fertig gemacht und bin los zur Arbeit. Beim Autofahren war der Fleck schon störend, aber man denkt sich ja zuerst nichts weiter dabei und fährt weiter. Dieser komische Fleck war allerdings nach ein paar Stunden immer noch da. Da ich eh von klein auf eine Brille trage, habe ich dann, nachdem ich ständig mein Auge reiben musste und dieser Fleck einfach nicht verschwinden wollte, mal beim Augenarzt angerufen. Vorm Wochenende, dachte ich, sei es vielleicht doch ganz gut wenn sich das mal jemand anschaut. Mein Augenarzt sagte dann, ich solle bitte am Nachmittag NOTFALLMÄSSIG vorbei kommen. *Notfallmäßig*... da wurde mir doch etwas mulmig. Dazu sagte er, ich solle schauen, ob mich jemand fahren kann, da ich Tropfen in die Augen bekäme und danach nicht mehr Auto fahren dürfe. Ich habe dann während meiner Arbeitszeit versucht jemanden zu erreichen, der am Nachmittag mit mir fahren kann und fieberte dem Feierabend entgegen, um endlich zu erfahren, warum das Auge so herumspinnt.
Feierabend! Endlich! Ab nach Hause und auf meinen Bruder warten, der dann mit mir zum Augenarzt fährt. Beim Augenarzt angekommen kam ich auch direkt dran und es wurden unterschiedliche Untersuchungen gemacht, um zu schauen, was mit diesem Auge denn nun los war. Der Fleck war immer noch da, ist auch bei jeder Bewegung mit gewandert und war einfach störend. Mein Auge war mittlerweile schon ganz rot von den vielen Versuchen diesen Fleck weg zu reiben. Leider ohne Erfolg.
Nun gut, ich habe dann einige Untersuchungen über mich ergehen lassen, bis der Augenarzt mir sagte, es ist wie ein kleiner milchigtrüber Wasserschwamm, der aber bis zum Folgetag wieder weg ginge, wenn nicht solle ich mich einfach in der folgenden Woche nochmal melden. Also sind wir wieder nach Hause gefahren und ich

machte mich fertig für eine Geburtstagsfeier, die am Abend anstand. Bei dem Geburtstag machte mich dieser Fleck fasst irre. Er war sowas von störend und zudem fing mein Auge an, bei jeder noch so kleinen Bewegung fürchterlich zu schmerzen. Die Feier habe ich dann auch zeitig wieder verlassen und ich legte mich hin, in der Hoffnung, dass es am nächsten Morgen besser ist. Nur blöderweise sah ich tags darauf so gut wie nichts mehr mit dem linken Auge und jede Bewegung tat höllisch weh. Glücklicherweise hatte mein Augenarzt an diesem Samstag Notdienst. Ich habe also dort angerufen und meine Situation geschildert. Es kamen so Fragen wie: „Sind sie eingeschränkt in Ihrem Sehverhalten; Haben sie Koordinationsprobleme durch den Sehverlust?“ und und und... Natürlich, deshalb rief ich doch an! Also wieder zum Augenarzt als Notfall.
Dort angekommen ging alles total schnell. Kleine Voruntersuchungen und dann direkt durch zum Arzt. Der sagte mir, er könne nichts sehen, deshalb hätte er mich in Kassel im Klinikum angemeldet, Verdacht auf eine Sehnervenzündung. Mein Freund sollte mich ohne Umwege direkt dort hin fahren und wir sollten uns darauf einstellen, dass ich dort bleiben müsse. Natürlich wieder als NOTFALL. Puh, nun hatte ich doch etwas Angst!
Die Fahrt dort hin war sehr ruhig. Wir wussten beide nicht so recht, was wir davon halten sollten und schwiegen so, jeder in Gedanken versunken, vor uns hin. Am Klinikum hieß es dann erstmal die Augenklinik auf dem Gelände suchen. Dort endlich angekommen meldete ich mich an und wurde auf den Wartebereich verwiesen. Nach kurzer Zeit war ich dann aber schon dran und musste dem dort behandelnden Arzt alles erzählen, was bisher mit dem Auge war: Sehverlust, Bewegungsschmerz usw. Daraufhin machte auch dieser unterschiedliche Untersuchungen und meinte: „Wir haben ein Zimmer für Sie fertig gemacht, um 18:00 Uhr bekommen Sie die erste Cortisoninfusion, danach alle sechs Stunden.“
HALT STOP! Nochmal.... Ich sollte also hier bleiben. Jetzt sofort und bekomme alle paar Stunden Cortison und das entweder drei oder fünf Tage? Da musste ich doch erstmal schlucken. Eigentlich

sollte ich auch sofort dort bleiben, aber ich konnte sie dazu überreden, doch nochmal mit nach Hause zu fahren, um mir Sachen für die Tage zu packen.
Wieder in der Klinik angekommen wurde mir auch gleich der Zugang gelegt und ich bekam die erst Cortisoninfusion. Das wurde dann auch alle sechs Stunden wiederholt. Am nächsten Tag, Sonntag, hatte ich das Gefühl, das Auge gar nicht aufgemacht zu haben, weil ich nun nichts, aber auch wirklich **gar nichts** mehr sehen konnte. Nachdem ich das der Schwester gesagt hatte, kam ein Arzt, sah sich das Auge nochmal an und meinte nur, dass wir jetzt leider abwarten müssen, was das Cortison so bewirkt. Am Montag Morgen sollte ich mich in den Wartebereich setzen und dann würde er nochmal schauen. Gesagt, getan. Ich hab mich also Montag zu den recht alten, alle am Auge operierten Patienten in den Warteraum gesetzt und ließ auf mich zukommen, was passierte. Nach kurzer Zeit war ich dann auch schon an der Reihe und ging in den Behandlungsraum, in dem sich drei Ärzte um die Patienten kümmerten. Jeder Arzt hatte einen eigenen Schreibtisch, an dem er einen Patienten hatte, ich hatte Glück und kam zu dem Arzt vom Vortag, der somit schon genau Bescheid wusste. Er schaute sich wieder meine Augen an und stellte auch fest, dass die Sehkraft am linken Auge noch kein bisschen zurück gekommen war. Dann sagte er mir, dass ein MRT veranlasst würde. *MRT, das ist doch diese enge Röhre,* ging es mir durch den Kopf. Mir war sehr mulmig zumute. Doch er meinte, dass es nur gemacht würde, um ernsthaftere Ursachen für den Sehverlust ausschließen zu können. Nun gut...
In den nächsten beiden Tagen wurden dann unterschiedliche Bluttest gemacht und ich bin morgens immer wieder zu dem Behandlungsraum gegangen, damit sich einer der Ärzte das Auge genau anschauen konnte. Immerhin kam am Mittwoch doch wieder etwas „Licht ins Dunkle“ und ich konnte mit dem linken Auge minimal schemenhaft etwas sehen. Es schien bergauf zu gehen.
An diesem Morgen wurde mir auch gesagt, dass am Nachmittag das MRT stattfindet. Das einzige, was mich etwas beruhigte war, dass meine Zimmergenossin, die am Montag mit den selben Symptomen

kam, an dem Tag auch ein MRT bekam und als sie wieder kam, machte sie einen fröhlichen Eindruck. *Na, dann wird das ja nicht so schlimm sein,* dachte ich. Aber als ich dort war und diese Röhre sah, bekam ich fürchterliche Angst. *Diese Enge... Nein da gehe ich nicht rein!* Tatsächlich scheiterte die Untersuchung an meiner Angst. Am nächsten Tag, mit Beruhigungsspritze vom Arzt, hat es dann geklappt. Somit haben sie auch ihre MRT Bilder bekommen, die nun endlich Aufschluss geben sollten, was mit mir los war. Denn auch die Blutauswertungen ergaben nichts, worauf meine Probleme mit dem Auge zurückzuführen waren.

Mir wurde weiterhin Cortison verabreicht, was letztendlich auf fünf Tage angesetzt wurde. Am vorletzten Tag in der Klinik wurde mir bei den allmorgendlichen Untersuchungen vom Arzt gesagt, dass Veränderungen bei den MRT-Bildern zu sehen seien, die auch auf Multiple Sklerose schließen lassen. BÄHM... da war es. Das erste Mal, dass mir gesagt wurde, ich könnte MS haben. Da geht einem alles durch den Kopf, aber mein erster Gedanke war *ja, klar, wem wollt ihr das denn jetzt erzählen? Ich bin fit, tanze in einer Funkengarde, verbiege mich beim Yoga... genau, ich und MS.* Damit war mein Besuch in der Klinik auch schon fast zu Ende. Von dem Verdacht wurde nicht weiter gesprochen und ich habe weiter die Infusionen bekommen. Dann wurde ich entlassen mit einem Auge, welches immer noch nichts, außer tief dunkle Umrisse sehen konnte.

Im Anschluss an den Klinikaufenthalt musste ich jede Woche zur Kontrolle in die Augenklinik. Da kaum Besserung eingetreten war, wurde mir noch einmal eine Woche Cortison verabreicht, diesmal allerdings, auf meinen Wunsch hin, vom Hausarzt.

Danach folgten noch mehrmalige Vorstellungen in der Klinik und irgendwann hieß es, dass es an der Zeit sei, mich in der Neurologie vorzustellen. Das bedeutete wieder einen stationären Aufenthalt und dann ging alles schnell: Fünf Wochen nach den ersten Anzeichen der Sehnervenzündung bekam ich Info-Hefte über MS in die Hand gedrückt und einen Tag später wurde eine Lumbalpunktion gemacht. Für mich brach an diesem Tag eine Welt zusammen. *Was erzählen dir mir hier? Ich soll ernsthaft MS haben? Ach, die irren sich doch*

nur... Das kann nicht sein, Leute mit MS sitzen im Rollstuhl, gut ich habe zwar zur Zeit Probleme beim Laufen aber das kommt vom Cortison. Ich saß jeden Tag auf meinem Bett im Krankenhaus und habe bitterlich geweint. All diese Fragen, die einem doch so durch den Kopf gehen: *Bleibt mein Freund bei so einer Diagnose bei mir? Sitze ich bald im Rollstuhl?...* und und und. Ich war einfach verzweifelt. Durch Gespräche mit dem dort behandelnden Arzt, bei dem ich mich wirklich sehr gut aufgehoben fühlte, wurde ich dann in das Martyrium Multiple Sklerose eingeführt. Durch sehr vertraute Gespräche wurde mir die Angst vor dieser wahrscheinlichen Diagnose etwas genommen. Auch mein Freund hat mir zu der Zeit sehr viel Kraft gegeben. Er nahm fast täglich den weiten Weg in die Klinik auf sich, um bei mir zu sein. Dafür bin ich ihm immer noch sehr dankbar, denn nur er, so hatte ich das Gefühl, konnte mich durch seine Anwesenheit beruhigen. Es tat einfach gut, wenn er da war!
Da sich mein Auge selbst durch zweimalige Cortisonstoßtherapie nicht erholt hatte, wurde mir zu einer Plasmapherese (Blutwäsche) geraten, die auch direkt am Tag nach der Lumbalpunktion in Angriff genommen wurde. Das war der reinste Horror, muss ich sagen: Erst bekommt man so einen Schlauch in eine Vene am Hals geschoben der fest genäht wird und dann wird man an Maschine angeschlossen, die das Blut aus einem herauspumpt und dann wieder rein. Ich habe dabei totale Kreislaufprobleme bekommen und ständig hat sich das Plasmapheresegerät aufgehängt, weil sich der Schlauch im Hals festgezogen hat. Aber nun gut, ich habe die Tage mit der Hoffnung hinter mich gebracht, dass ich endlich wieder mehr Sehkraft bekommen würde. Vergebens... Bis heute habe ich leider nur 10% Sehkraft am linken Auge. Aber hey, man gewöhnt sich an alles ;-)
Nachdem ich diese Prozedur durch hatte, kam dann auch die sichere Diagnose. Nun lebe ich seit 2010 mit Multipler Sklerose. Seitdem spritze ich alle zwei Tage *Betaferon* und komme damit, nach anfänglichen Schwierigkeiten durch Nebenwirkungen, super zurecht. Erschreckend finde ich, wie sich das Leben durch so eine Diagnose verändern kann. Nicht die eigene Person verändert sich, aber das Umfeld. Manche Menschen entfernen sich, neue Menschen kommen

dazu.
Ich schaffe es leider nicht mehr, den ganzen Tag, also 8 Stunden, zu arbeiten (ich bin Erzieherin in einer KiTa) und habe mich in meiner Arbeitszeit herunter setzten lassen, was mir mit Sicherheit nicht leicht gefallen ist. Hallo?! Ich war zu der Zeit 23 Jahre, hatte eine unbefristete Ganztagsstelle in meinem erlernten Beruf, den ich gern machte und nun sollte ich das nicht mehr schaffen? Das war wirklich nicht leicht, doch ich bin froh, mich auf 30 Stunden die Woche beschränkt zu haben. Damit geht es mir soweit echt super und ich kann auch wieder am „normalen Leben“ teilnehmen. Manche Leute hatten da so gar kein Verständnis für... und jetzt ist auch kein Verständnis dafür da, dass man sich von solchen Leuten, die einem nicht gut tun, abwendet. Selbst schuld! Als ob man sich das ausgesucht hat, ständig erschöpft und müde zu sein und nicht mehr so zu können, wie man selber gerne würde. Das, was mir Halt gibt, sind meine Freunde! Die es akzeptieren, dass man nicht mehr alles so schafft, dass man nicht, so wie sie selbst, fit ist und nicht sofort beleidigt sind, wenn man mal einen Tag nicht so kann, wie geplant und eventuell sogar absagen muss. Vielleicht wird dann auch einfach umdisponiert und ein gemütlicher Abend zu Hause gemacht, bei dem gekocht- und ein Film geschaut wird.
Ich habe einen Freund, der alles von Anfang an mitbekommen hat, trotzdem zu mir steht und nun sogar, nach insgesamt fast zehn Jahren Beziehung (davon zwei Jahre mit der Diagnose) mein Mann geworden ist, den ich über alles liebe!
Klar habe ich auch zwischendurch mal ein Tief, wo ich mir denke, warum nicht einfach alles so sein kann, wie vor der MS. Aber da gibt es so viele liebe Leute, die einen wieder aufbauen, durch Halt, aufmunternde Worte und Verständnis für die Situation. **Auch mit MS kann man sein Leben meistern!**

***

Anonym, weiblich

Was war da los? Von jetzt auf gleich begann mein rechtes Bein zu kribbeln. Anfangs dachte ich mir nichts dabei, so etwas passiert ja jedem mal. Doch als das Kribbeln auch noch am nächsten Tag da war, begann ich mir Sorgen zu machen. Meine Angst vor einer Thrombose wurde von meinem Arzt entkräftet. Stattdessen überwies er mich zum Neurologen, wo ich zwei Wochen später einen Termin bekam. Das Kribbeln war immer noch da, wurde aber langsam schwächer. Sämtliche neurologische Tests und Nervenmessungen waren ohne Befund. „Hatten Sie schon öfter solche Ausfälle?“, fragte mich der Arzt.

„Nicht mehr, als andere Menschen auch. Manchmal schläft der Arm ein, manchmal ein Bein, aber das ist nach ein paar Minuten wieder vorbei. So ein komisches und langanhaltendes Gefühl hatte ich noch nie.“

Grübelnd starrte er auf meine Befunde. „Ich überweise Sie sicherheitshalber zum Radiologen.“

„Ok. Und was macht der?“

„Ein MRT“, antwortete er knapp.

„Dann haben Sie doch sicher schon einen Verdacht?“

„Nein, das ist eine reine Routine-Untersuchung zu Ihrer Sicherheit.“

Seine Aussage kam mir etwas schwammig vor, aber was blieb mir anderes übrig, als ihm zu glauben?

Der MRT-Termin wäre fünf Wochen später gewesen, allerdings verpasste ich ihn und liess mir auch keinen neuen geben. Das Kribbeln war weg und ich hakte es unter *„seltsame Beschwerden“* ab.

Erst 13 Monate später kam der nächste **Schub**, wie ich jetzt weiss. Ich sah Farben sehr verblasst und überhaupt hatte ich ein Art grauen Schleier vor den Augen. Auch der Augenarzt überwies mich zum Neurologen und schlagartig erinnerte ich mich an das kribbelnde Bein, was ich ca. ein Jahr vorher hatte. Nun wurde mir doch mulmig. Sollte tatsächlich eine neurologische Krankheit hinter all dem stecken? Da ich mich wegen des verschusselten MRT-Termins schämte, vereinbarte ich den Termin bei einem anderen Neurologen. Ich erzählte ihm auch von meinen vorherigen Beschwerden und

fragte, ob es da zum Auge einen Zusammenhang geben kann. „Ich möchte offen zu Ihnen sein", sagte er. „Sie haben aktuell eine Sehnerventzündung. Zusammen mit dem kribbelnden Bein, was Sie vor einem Jahr hatten, könnte es durchaus eine Multiple Sklerose sein."
Multiple was? Zwar hatte ich den Begriff schon irgendwo mal gehört, aber was dahinter steckte wusste ich nicht. „Ich gebe Ihnen eine Einweisung ins Krankenhaus. Dort werden alle Untersuchungen, die uns letztendlich Sicherheit geben, auf schnellstem Wege gemacht."
Da ich nun wusste, dass scheinbar wirklich eine Grunderkrankung hinter diesen merkwürdigen Symptomen steckte, war ich mit einem Krankenhaus-Aufenthalt einverstanden. Ich wollte jetzt auch wissen, was ich habe.
Bevor ich meine Tasche für's Krankenhaus packte, suchte ich nach *Multiple Sklerose* im Internet. Ich war zutiefst schockiert. Würde ich als Pflegefall enden?
Im Krankenhaus wurden alle üblichen Tests gemacht: Lumbalpunktion (autsch), MRT Kopf, MRT Rückenmark, Blutuntersuchungen, Nervenmessungen. Zwei Tage später kam eine Ärztin zu mir ins Zimmer und verkündete mir, dass ich Multiple Sklerose habe. Bäm, das saß! Ich hatte mich zwar schon mit dem Thema befasst und mich irgendwie auch damit abgefunden, aber es nochmal bestätigt zu hören war wieder eine andere Sache.
Das ist nun sechs Jahre her. Heute bin ich 38 Jahre alt, arbeite als Erzieherin und seit meiner Diagnose hatte ich zwei weitere Schübe. Ich spritze Rebif 44 und denke, dass ohne dieses Medikament die Schübe heftiger ausgefallen wären, bzw. mehrere gekommen wären. Gegen meine Spastiken bekomme ich *Baclofen* und Krankengymnastik und außerdem nehme ich zeitweise ein paar *„Stimmungsaufheller"* ein.
Ich war Single, als ich die MS-Diagnose bekam. Meine größte Angst war, dass ich nun nie wieder einen Mann finden werde, weil sich keiner eine unheilbar kranke Frau ans Bein binden möchte. Mit dieser Einstellung blockte ich unbewusst Männer ab, die Interesse an

mir hatten. Vor vier Jahren aber lernte ich einen kennen, der sich nicht abblocken ließ. Er wusste von meiner Krankheit, aber das hielt ihn nicht davon ab mich zu umwerben und um mich zu kämpfen. Nun sind wir seit vier Jahren ein Paar und ich bin sehr froh, ihn an meiner Seite zu haben. Er ist nicht der Typ von Mann, der mich ständig bemuttert und umsorgt. So einen will ich auch gar nicht. Er ist für mich da, wenn ich ihn brauche und er unterstützt mich, mehr erwarte ich nicht! Aber ich habe nicht immer so positive Erfahrungen gemacht... im Kindergarten, in dem ich arbeite, gab es doch wirklich zwei Mütter, die ihre Kinder wegen mir in eine andere Gruppe versetzen lassen wollten. Sie sollten nicht mit einer „geistig Behinderten" zusammen sein. Meine Chefin erklärte den beiden, dass ich Multiple Sklerose habe und das rein gar nichts mit einer geistigen Behinderung zu tun hat. Die Antwort von einer der beiden war: „aber sie hinkt doch". Aha, es gibt wirklich Menschen, die hinken mit geistiger Behinderung gleichstellen.
Ich lebe gut mit meiner MS. Manchmal hinke ich leicht, wegen den spastischen Schmerzen. Manchmal kribbelt wieder irgendeine Stelle, manchmal schlafe ich im sitzen ein, manchmal habe ich Sprachstörungen. Aber das sind Symptome, die meistens schnell wieder vergehen.

***

Manuela Baer, Winterthur/Schweiz

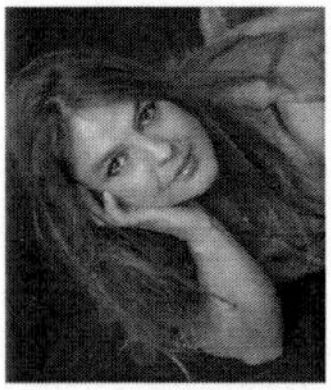

Angefangen hat es in der Vorweihnachtszeit 2003. Ich arbeitete seit einem Jahr in einem kleinen Molkereiladen und wir hatten Hochbetrieb. Es war ein leichtes Kribbeln in den Beinen, welches ich

anfänglich ignorierte. Als es sich innerhalb einer Woche auf den ganzen Körper ausbreitete, anstatt wieder abzuklingen, ging ich zum Hausarzt. Dieser verwies mich weiter an die Spezialisten der Neurologie. Es begann ein Untersuchungsmarathon von Befragungen, Röntgen, Rückenmarkspunktion und Blutentnahmen. Die Ärzte erklärten mir, die Wahrscheinlichkeit wäre etwa 50:50, dass ich MS habe, oder etwas anderes. Ich klammerte mich an die zweiten 50%, denn mit MS wollte ich mich nicht auseinandersetzen. Es war Weihnachtszeit und mir ging's verschissen. Von der Punktion hatte ich Schmerzen, die Ungewissheit machte mich fertig. Meine Gedanken fuhren Achterbahn.
Im März 2004 bestätigte sich die Diagnose. In dem Moment realisierte ich es gar nicht. „Muss ich diese Spritzen regelmässig spritzen?“, fragte ich den Arzt. Denn die Perspektive, ein Leben lang auf Medikamente angewiesen zu sein, schreckte mich ab. „Wenn Sie in fünf Jahren nicht im Rollstuhl sitzen wollen, dann ja“, war die Antwort. Ein Bild aus meinen Kindheitsträumen tauchte in meinem Kopf auf: Ich sitze im Rollstuhl und werde von einem Gespann Huskys gezogen. Ich lachte, denn es war eine schöne Vorstellung.
Auf dem Weg zurück zur Arbeit telefonierte ich ganz kurz mit meiner Mutter. „Ich bin immer für dich da, wenn's Probleme gibt“, versicherte sie mir. Dies gab mir Kraft. Kaum angekommen erzählte ich meinem Chef von der Diagnose. Er nahm mich in die Arme und drückte mich fest. Erst jetzt realisierte ich, was eigentlich los war und ich fühlte mich richtig scheisse. Aber seine Reaktion tat gut und gab mir Rückhalt. Ganz anders war der Kommentar meines damaligen Partners, als ich nach Hause kam: „Deswegen wirst du wohl nicht abkratzen.“ Darauf musste ich mich erst mal setzen. In diesem Moment fühlte ich mich total alleine gelassen und nicht verstanden. Ich habe geweint und war wütend auf die ganze Welt. Der grösste Teil meiner damaligen Clique reagierte nicht anders: „Mit kranken Menschen wollen wir nichts zu tun haben.“ Gerade mal zwei Freunde haben zu mir gehalten. Und die waren Tag und Nacht für mich da, nur habe ich das nicht mehr wahrgenommen. Ich begann mich zurückzuziehen, baute Mauern um mich herum, damit

mir niemand zu nahe kommen konnte. Ich ging nicht mehr aus, habe kaum mehr eingekauft oder die Wohnung sauber gehalten. Vergass ich während der Arbeit eine Datumskontrolle, schob ich es auf die Krankheit. Hatte ich keine Energie um raus zu gehen, schob ich es auf die Krankheit.

Im April konnte die Therapie mit *Betaferon* beginnen. In der Eingewöhungsphase verlief alles tiptop. Doch mit der Zeit kamen alle möglichen Nebenwirkungen wie Übelkeit, Schwindelgefühl, Schüttelfrost und zuletzt auch noch Fieber. Das Ganze war so intensiv, dass ich etwa jeden zweiten Monat ein Woche krank geschrieben wurde. Aus diesem Grund habe ich die Medikamente abgesetzt und mit Bioresonanz angefangen, was mir sehr geholfen hat. Meinem Hausarzt musste ich versprechen, beim nächsten Schub wieder mit einer Basistherapie anzufangen. In dieser Zeit durfte ich sehr viel Rückhalt von meiner Mutter, dem Arbeitsumfeld und einer neuen Bekanntschaft erfahren. Mit kleinen Gesten wie Blumen, auf einen Kaffee einladen oder einfach nur Spass haben, holten sie mich ins Leben zurück.

Für acht Jahre hatte ich Ruhe. Ich konnte die MS sehr gut verdrängen, in meinem Kopf ganz weit nach hinten schieben und beinahe leben, als ob sie nicht da wäre. Nur die schnelle Ermüdung und Schlafstörungen blieben mir erhalten.

Es war wieder die Vorweihnachtszeit im Jahr 2011. In unserer Filiale herrschte das Chaos, die Hälfte des Teams war aus verschiedensten Gründen abwesend und die physische und psychische Belastung stand mir bis zum Hals. An Erholung war nicht zu denken und als ob das nicht genügen würde, musste ich auch noch notfallmässig einen Abszess in der Leistengegend operieren lassen. Die bevorstehende Vollnarkose liess meine Gedanken erneut Achterbahn fahren: *Könnte dies einen weiteren Schub auslösen? Würde das Herz wie bei einer früheren OP kurz mit Schlagen aufhören?* Aber der Eingriff verlief reibungslos. Zwei Tage später stand ich schon wieder im Laden, mitten im Weihnachtschaos. Ich war mit meinen Kräften am Ende, die Batterien mehr als leer. *Im neuen Jahr wird alles wieder besser werden*, dachte ich. Aber es kam anders. Die lange unter dem Deckel

gehaltene Belastung meldete sich im Februar 2012 zurück. Auf einmal konnte ich die Preise auf unseren Produkten nicht mehr lesen und spürte das Messer in meiner Hand nicht mehr richtig. Mehrmals biss ich mir in die Wange, welche sich taub anfühlte. Ich hatte Schnittwunden und Verbrennungen an den Fingern und merkte es erst später. Ich war sehr beunruhigt, hatte Angst vor einem Schub. Als die Symptome nach einigen Tagen noch immer nicht nachliessen, ging ich zum Hausarzt. Dieser zögerte nicht und schickte mich für den Rest des Tages auf einen erneuten Marathon zwischen Neurologin, Röntgen und Apotheke, unterbrochen durch kurze Arbeitseinsätze im Geschäft.
Am Abend brauchte ich ein Bier. In meinen Kopf erlebte ich ein böses Déja Vu: *jetzt beginnt die ganze Scheisse wieder von vorne!* Während meiner ersten Cortisontherapie wurde ich für eine Woche krank geschrieben. Ich machte mir Vorwürfe, da bei meinem jetzigen Partner wichtige Prüfungen bevorstanden. In der Nacht erwachte ich oft und weinte. Ich hatte Angst vor der ungewissen Zukunft. Wie sollte es weitergehen? Das Cortison machte mich richtig schlapp, meine Umwelt nahm ich wie durch einen Nebel war und ich brauchte doppelt so lange, bis ich realisierte, was um mich herum geschah. An die folgenden Wochen kann ich mich kaum zurückerinnern.
Im April bekam ich ein neues Medikament verschrieben: *Gilenya* Ausser Müdigkeit und Hitzeempfindlichkeit verspüre ich keine Nebenwirkungen. Seit Oktober habe ich mein Arbeitspensum auf 80% reduziert, da mein Körper mehr Zeit braucht, um sich zu erholen. Es dauerte Monate bis ich mir eingestehen konnte, dass mein Körper diese Ruhe braucht. Lange Zeit dachte ich: *das kannst du doch nicht machen, du bist ja noch jung*. Mittlerweile geht es mir wieder sehr gut. Jeden Tag nehme ich eine Tablette, ansonsten kann ich machen, was ich will, sofern ich genügend Energie habe. Ab und zu muss mein Partner mir einen Arschtritt geben, weil ich gerade keine Lust habe, nach draussen zu gehen. Dafür bin ich ihm dankbar! Ich geniesse mein Leben solange es geht und versuche mit einer positiven Einstellung nach vorne zu schauen, auch wenn es mir manchmal schwer fällt. Die MS, meine Lebensbegleiterin, will nicht

immer so wie ich.
Mein Tipp: hör auf Deinen Körper und konzentriere Dich auf das Positive im Leben, auch wenn es zwischendurch schwer ist.

***

Daniel Weinand, Duisburg

Ich bin Danny, 27 Jahre und habe NICHT Multiple Sklerose. Aber meine Frau, Jenny, deren Geschichte Sie wahrscheinlich bereits gelesen haben. Nun möchte ich mal aus einer andren Sicht berichten, was es heisst mit solch einer Krankheit zu leben.
Winter 2009, ich merkte schon seit Tagen, dass sich meine Frau verändert hatte, bzw. war sie seit der Schweinegrippe-Impfung ängstlich und nervös. Nachts bekam sie oft schlimme Panikattacken, was zur Folge trug, dass sie angespannt war, sobald es Abend wurde. Das hatte sie früher ab und zu, aber seit der Impfung häufte es sich. Ich beruhigte sie jeden Abend und machte mir große Sorgen, aber um sie nicht zu verunsichern, ließ ich es mir nicht anmerken. Als dann noch Missempfindungen in der linken Seite auftraten, bat ich sie zum Arzt zu gehen. Ich kenne sie nur zu gut und wusste, dass sie ohne Druck nicht freiwillig gehen würde. *Typisch Krankenschwester.* Da es aber kurz vor Jahresende war, mussten wir ins Krankenhaus. Das schlimmste während dieses Aufenthalts war zu wissen, dass meine Frau alleine über Nacht dort war... alleine mit ihren Ängsten und Gedanken. Ich konnte sie weder trösten, noch beschützen und beruhigen, noch in den Arm nehmen. Sie weinte, wenn wir uns verabschieden mussten. Sie so zu sehen zerriss mich innerlich.
Eine Woche ging es so. Nach unzähligen Untersuchungen dann die Diagnose: Verdacht auf MS. Ich war wütend, sauer, traurig... alles zusammen auf einmal. Warum sie, warum meine Frau? Reichte es nicht, dass ICH mich schon mit einer blöden Krankheit herum schlagen musste? Am liebsten hätte ich geschrien. Ich lag oft wach und machte mir Gedanken, was denn der Auslöser hätte sein können. Insgeheim machte ich ihr auch Vorwürfe, dass sie sich impfen ließ.

Ich sagte ihr immer wieder sie soll es nicht machen, aber sie war alt genug, um selbst zu entscheiden. Vor ihr tat ich aber stark und gefasst. Ich wollte nicht, dass es ihr noch schlechter ging, dass sie sich auch noch um mich Sorgen machen musste. Sie sah so verletzlich aus.

Ich erkundigte mich über die MS, ging mit zu den Arztbesuchen, machte ihr Mut. Auch die schlimmen Ereignisse, die danach folgten, bestanden wir mit Bravur.

Als meine Frau dann nach der Geburt unseres Sohnes, um genau zu sein in der Stillzeit, einen weiteren Schub bekam, wussten wir beide, dass es tatsächlich wahr war: Sie hatte MS. Meine Frau weinte, obwohl wir uns eigentlich schon vorher damit auseinandergesetzt hatten. Ich versuchte sie zu trösten, sagte ihr immer und immer wieder, dass wir das schaffen würden und alles gut werden würde, solange wir zusammenhalten. Aber tief in mir drin hatte auch ich Ängste: B*ekommt sie Depressionen? Ist es zuviel Stress mit Kind und erneutem Kinderwunsch? Wird sie wieder arbeiten können? Und was wenn nicht? Wie verläuft die MS bei ihr? Braucht sie irgendwann eine Gehhilfe?* Schnell versuchte ich diese Gedanken bei Seite zu schieben: *Nein, an sowas dürfen wir noch nicht denken, nicht umsonst hat die MS 1000 Gesichter!*

Ich unterstütze meine Frau so gut es geht: Ich sage ihr, wenn ich meine, dass sie sich übernimmt. Ich nehme ihr Dinge ab, so gut ich kann. Ich gebe ihr Liebe und Zuneigung und zeige ihr, dass sie sich nicht schämen muss. Wir gehen offen damit um! Wenn sie mal wieder jemand mit anderen *schlimmeren* MS-Fällen vergleicht, dann gebe ich demjenigen die passende Antwort. Bevor die Menschen falsche Schlüsse ziehen, sollten sie sich erst einmal damit auseinandersetzen und informieren. Dann können sie mitreden! Am liebsten würde ich sie vor ALLEM beschützen wollen und ihr ALLES abnehmen. Aber sie würde es nicht zulassen und es ist auch nicht gesund.

Für uns ist jeder Tag ein innerlicher Kampf, dennoch vergessen wir auch manchmal, dass sie krank ist. Meine Frau weiss schon, was sie tut und was sie sich zutrauen kann. Unser Sohn gibt uns viel Kraft

und ist unser beider Therapie. Ich akzeptiere ihre Entscheidungen und melde mich zu Wort, wenn ich anderer Meinung bin. Das ist das Rezept unserer Ehe und für unser Leben mit der MS.
Man muss versuchen normal weiter zu leben, wenn auch mit kleinen Einschränkungen. Was in Zukunft kommt kann uns soweiso keiner sagen, darum machen wir uns darüber erst Gedanken, wenn es soweit ist.
Vor drei Jahren schworen wir uns ewige Liebe und Treue, in guten und in schlechten Zeiten. Und so wird es bleiben!

Nachwort

Was war meine Motivation zu diesem Buch? Ich schreibe sehr gerne, eine Sache, die mir wahrscheinlich meine Mutter in die Wiege gelegt hat, die sowohl unter ihrem Namen, als auch unter Pseudonymen einige Bücher und Romane schrieb. Auf meinem Computer befinden sich sehr viele Manuskripte: Romane und Sachbücher. Veröffentlicht habe ich nur zwei, jeweils über Themen, die für mich Herzensangelegenheiten sind. So wie auch dieses Buch. Ich weiss, wie hart die Diagnose Multiple Sklerose ist... wieviel Ängste und (scheinbar) zerplatzte Träume sich dahinter verbergen. Nichts ist mehr wie es einmal war, das komplette Leben dreht sich um 180 Grad und das Wort *unheilbar* setzt all diesen negativen Gefühlen noch die Krone auf.
Auch ich habe Ängste, vor allem wenn sich Symptome melden, die ich noch nicht kenne. Aber auch die Angst, dass sich meine *alten* bekannten Schübe wiederholen, ist da. Und Zukunftsängste hin und wieder bleiben sowieso nicht aus.
Es gibt Menschen, die an einer Krankheit wie dieser zerbrechen. Die Angst, vielleicht den körperlichen Verfall bei vollem Bewusstsein zu erleben ist oft größer, als gute Vorsätze. Solchen Menschen möchte ich Mut machen. Das Leben ist mit MS noch lange nicht vorbei, es geht nur in eine andere Ära über. Den Menschen, die gestärkt aus dieser Diagnose gehen, möchte ich Tipps zu Therapien geben und sie in ihrer Einstellung bestärken. Und Menschen, die erst seit Kurzem die Diagnose haben, möchte ich aufklären. Nach meiner Diagnose habe ich genau so ein Buch gesucht: ein bisschen medizinische Aufklärung ohne „doktorchinesisch", ein bisschen Positivität, ein paar Tipps, etwas Humor und Erfahrungsberichte von anderen Betroffenen. All das zusammen in einem Buch vereint fand ich nicht. Was lag da für eine Hobby-Autorin näher, als genau so eins zu schreiben?

Eventuell fragen Sie sich, woher ich mein Wissen über die MS habe, oder ob ich mir gar Kompetenz anmaße: Nein, das tu' ich absolut nicht! Aber seit meiner Diagnose hab ich mich intensivst mit der Krankheit und dem ganzen Drumherum beschäftigt. Ich habe Fachliteratur verschlungen, Ärzte mit Fragen gelöchert und meinen Körper tagtäglich beobachtet . Ich wollte einfach wissen, mit *wem* ich es nun lebenslang zu tun habe. Doch meine Erfahrungen rund um die MS sind noch lange nicht ausgeschöpft. Ich möchte noch viel versuchen und die MS wird mich noch viel lehren.

Zur Zeit geht es mir gut, toi toi toi! Angesichts dessen, wie es mir zur Diagnosezeit ging, grenzt mein jetziger Zustand an ein kleines Wunder. Und es vergeht kein Tag, an dem ich dafür nicht unendlich dankbar bin! Natürlich sind manche Dinge nicht mehr so, wie sie einmal waren. Und ich habe auch kleine (!) Einschränkungen. Aber -so komisch es klingen mag- die MS hat mir nicht nur Nachteile gebracht. Ich lebe bewusster, achte mehr auf mich, ich rege mich selten wegen Kleinigkeiten auf, weil ich große Probleme und Sorgen erlebt habe, reagiere daher souveräner und lebe gelassener. Ich widme mich wieder vermehrt meinen Hobbys, statt immer nur Pflichten nachzugehen und ich habe mir eine gesunde Portion Egoismus zugelegt. Dinge, die ich gerne tun möchte, schiebe ich nicht hinaus, sondern mache sie einfach. Und Dinge, die ich absolut nicht tun möchte, oder von denen ich weiss, dass sie meiner Krankheit nicht gut tun, mache ich nicht mehr.
Der nächste Schub kommt bestimmt, dessen bin ich mir bewusst! Ich weiss nicht, wo ich in einigen Jahren stehen werde... welchen Verlauf meine MS weiterhin haben wird. Und ich würde lügen, würde ich behaupten, dass dieser Gedanke an mir abprallt! Doch dann sag ich mir wieder: **niemand** weiss, was das Leben als nächstes für ihn bereit hält. Das gibt mir etwas mehr Sicherheit und Beruhigung. Ich lebe in der Gegenwart, ohne zu wissen, was mich morgen oder in zehn Jahren erwartet. **Und ohne die MS wäre das ganz genauso gewesen.**
Auch mit Multipler Sklerose kann das Leben lebenswert und schön sein. Wir können Familien gründen, beruflich aktiv sein, lieben,

ausgehen, Spaß haben, verreisen, Emotionen (auch negativen) freien Lauf lassen... wir haben die Möglichkeit, die Welt von einer ganz anderen Perspektive aus zu sehen und nichts, außer der Tod, kann uns daran hindern **zu leben**! Vielleicht sogar bewusster als gesunde Menschen.

Ich wünsche Ihnen von Herzen einen milden Krankheitserlauf und eine positive Einstellung zum Leben.

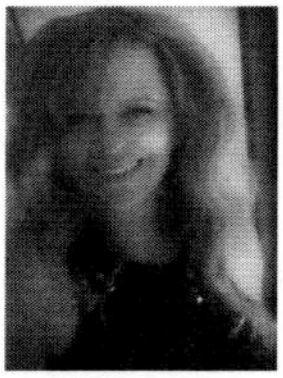

Melanie Fischer

Zum Schluss noch was zum Schmunzeln ;-)

In meiner *kurzen* MS-Laufbahn gab es schon einige Situationen, in denen ich herzhaft über sie lachen-, oder schmunzeln musste. Ein paar dieser Anekdoten möchte ich gerne mit Euch teilen...

Begonnen hat es schon im Krankenhaus: Als ich von Stroke Unit auf die normale neurologische Station gebracht wurde, füllte eine Krankenschwester mit mir den Patientenbogen aus:
„Katholisch oder evangelisch?“
- „Katholisch“
„Vorherige Erkrankungen?“
- Nicht dass ich wüsste.“
„Allergien?“
- „Ja, ein paar, aber fragen Sie mich nicht welche.“
„Prothesen?
- *(meine behinderten Hände begutachtend und auf den Rollstuhl herabblickend)* „NOCH nicht!“
„Glasauge?“ (*auch 'ne nette Frage, angesichts der Tatsache, dass ich mit Augenklappe herumlief.)*
- „Auch NOCH nicht!“
Die Krankenschwester lachte, meine Schwägerin aber gab mir einen sträflichen Klaps auf den Hinterkopf.
„Hey, das hab ich gespürt! Mein Kopf ist nicht taub!“
„Du bist echt blöd, Melanie“, antwortete sie.

***

Lustig war auch, wenn mein Besuch mich mit dem Rollstuhl in den Krankenhaus-Park fuhr und mich dort mit Zigaretten *fütterte* (sie selbst zu halten ging ja nicht). Ich hatte noch immer einen Rollstuhl der Schlaganfall-Station, mein Mundwinkel hing und meine

Augenklappe ließ auch nichts gutes verheißen. Für die Menschen, die an mir vorbei liefen war klar: „Die junge Frau hatte einen Schlaganfall“. Umso empörter waren sie, wenn sie sahen, dass mein Besuch mir eine Fluppe an den Mund hielt. Am Ende wollte niemand mehr mein „Rauch-Komplize“ sein, denn für die Anderen waren sie ja die „Verantwortungslosen“, welche die Nikotinsucht eines *Schlaganfall-Patienten* unterstützten.

***

Nach dem Krankenhaus-Aufenthalt musste ich zum Hausarzt, der mir die ersten Medikamente verschreiben sollte. Tags zuvor versuchte ich, mir die Beine zu rasieren. Auch mit MS mag man nicht wie ein behaarter Gorilla herumlaufen, im Sommer, wo die Kleidung auch mal kürzer ist, gleich noch weniger. Nur klappte das mit dem Rasieren nicht so, wie eigentlich: aufgrund meiner gefühllosen ataxischen Hände hielt ich den Rasierer wie einen Hammer in der Hand und konnte die Bewegungen nicht koordinieren. Und da auch meine Beine taub waren, spürte ich keine Schmerzen darin. Das Ergebnis waren aufgeschnittene, blutige Beine. So betrat ich also wackelig die Praxis meines Hausarztes, natürlich auch noch in einem wadenlangen Kleid... die blutigen und wunden Beine hatte ich beim Ankleiden vergessen, da ich ja keinen Schmerz darin spürte. Die Helferinnen schauten mit schmerzverzerrten Gesichtern auf meine Beine und fragten mich, ob sie mich vorziehen sollten. Da ich auch noch sehr unsicher lief, dachten sie wahrscheinlich, dass ich kurz vor einer Beinamputation stehe: „Wegen dem *(auf meine Beine deutend)* nicht, aber ansonsten hätte ich nichts dagegen, schneller dranzukommen“, sagte ich.
Und es ging gleich weiter: „Frau Fischer, was haben Sie denn? Sie waren doch im Krankenhaus“, fragte mich eine der Arzthelferinnen.
„Multiple Sklerose“, antwortete ich knapp.
„Ehrlich? Ist das schon sicher?“
„Davon gehe ich aus, bei den Mc Donald Kriterien hab ich zumindest 100 Punkte erreicht.“ *(Anmerkung: es gibt keine 100*

Punkte bei den Mc Donald Kriterien, die eine Multiple Sklerose letztendlich bestätigen. Ich wollte damit nur verdeutlichen, dass ich alle Kriterien für eine MS erfüllte und somit meine Diagnose medizinisch gesichert war.)
Sie schlug die Hände über dem Kopf zusammen: „Was?? Gleich 100 Punkte hatten Sie da?“, fragte sie schockiert.

***

Nachdem ich ein paar Tage aus dem Krankenhaus raus war, klingelte der Postbote an meiner Tür um mir ein Päckchen zu bringen. Das Gehen fiel mir immer noch schwer, ohne anhalten und torkeln ging es nicht. Als ich für das erhaltene Paket auch noch unterschreiben sollte und den Stift nicht in den Händen halten konnte, sah ich in den Augen des Boten nur eine Frage: *Hat der Frühstücksschnaps geschmeckt?* Um so ein Gerücht nicht weiter zu schüren sagte ich: „Entschuldigung, mir geht’s momentan nicht so gut.“
„Ohje, das tut mir leid, was haben Sie denn angestellt?“
„Och, nix weiter, nur ein bisschen Multiple Sklerose“, entgegnete ich.
„Ai, so ein Mist! Wurden Sie wohl von einer Zecke gebissen?“
Nein, MS ist auch keine Borreliose!

***

Als meine Spastiken immer stärker wurden und sich täglich zu Wort meldeten, sah man das auch meinem Gang an. Ich konnte den Kontrolltermin beim Neurologen kaum abwarten, damit er mir endlich etwas gegen die Schmerzen verschrieb. Dann war es endlich so weit und auch er erkannte, dass ich anders lief: „Hallo Frau Fischer, humpeln Sie ein bisschen?“
„Ach, quatsch, ich tu' nur so, weil es so gut zur MS passt“.

***

Wenn ich mich in der Vergangenheit wegen irgendetwas arg ärgerte und aufregte, war einer meiner Standard-Sprüche: „Oh Gott, ich werde nervenkrank". Auch jetzt sag ich das noch gerne... mit dem Zusatz: „Halt, nein, ich bin's ja schon!"

***

Wann immer jemand aus meinem Freundes-/Familienkreis sich verhaspelt, oder tollpatschig ist, sage ich: „Na, hat Dich die MS auch schon bekommen?"

Reaktionen wie solche lassen das Umfeld spüren, dass man die MS nicht todernst nimmt und auch mal über sie lachen darf ;-) Und mir persönlich hilft ein bisschen schwarzer Humor sowieso, um mit der Krankheit umzugehen. WIR HABEN MULTIPLE SKLEROSE – NA UND? Das Leben ist manchmal schwer genug. Machen wir es uns so schön und lustig wie möglich! Die MS kann uns einiges nehmen, aber das Lachen und die Freude am Leben? NIEMALS!